KB007926

세상 어디에도 없는 1인분 레시피

세상 편한 **혼밥**

한식대가 **박 미 란** 지음

dkb
대경북스

세상 편한 혼밥

지은이/박미란
기획 · 진행/지선아
스타일링/문수연
사진/김영대
표지 · 본문 디자인/김영대

초판인쇄/2020년 8월 25일
초판발행/2020년 8월 31일
발행인/민유정
발행처/대경북스
ISBN/978-89-5676-827-4

「이 도서의 국립중앙도서관 출판예정도서목록(CIP)은 서지정보유통지원 시스템 홈페이지(http://seoji.nl.go.kr)와 국가자료공동목록시스템(http://www.nl.go.kr/kolisnet)에서 이용하실 수 있습니다.
(CIP제어번호 : CIP2020035630)」

이 책은 저작권법에 따라 보호받는 저작물이므로 무단전재와 무단복제를 금지하며, 이 책 내용의 전부 또는 일부를 이용하려면 반드시 저작권자와 대경북스의 서면 동의를 받아야 합니다.

dkb 대경북스
등록번호 제 1-1003호
서울시 강동구 천중로42길 45(길동 379-15) 2F
전화: (02)485-1988, 485-2586~87 · 팩스: (02)485-1488
e-mail: dkbooks@chol.com · http://www.dkbooks.co.kr

들·어·가·는·글

혼밥에도 엄마가 손수 해주신 '집밥의 감성'을

"철수야! 영희야! 밥 먹어라~" 어둑어둑해지는 저녁, 집집마다 밥 짓는 연기가 피어 오르면 엄마가 아이들 부르는 소리가 골목골목 울려 퍼졌습니다.

"밥 먹었어?" 집 떠난 자식에게 엄마가 하는 첫 마디는 항상 '밥 먹었어?'였습니다. 끝마디도 '밥'이었습니다. "꼭 밥 챙겨 먹고 다녀라."

그렇지만 그건 다 지난 추억이고, 이제는 할 게 너무 많아 너무 바빠서 밥을 하기는 커녕 제대로 먹을 시간조차 없습니다.

TV 방송은 전국 방방곡곡의 맛있는 음식과 조리법을 연일 쏟아냅니다. 손가락을 몇 번만 움직이면 휴대폰 속의 원하는 음식이 원하는 시간에 집으로 옵니다. AI가 밥도 만들어 주는 시대가 왔습니다. 바야흐로 간편식, 배달음식, 혼밥의 전성시대입니다. 음식이 홍수 난 것처럼 넘쳐납니다.

그럴수록 엄마가 행주치마에 젖은 손을 닦으며 밥 먹으라고 부르는 모습이 떠오르고 우리 마음은 그때 그 시절로 자꾸만 거슬러 올라갑니다.

이 마음만은 내 마음대로 할 수 없습니다. 엄마와 집밥은 영원한 그리움이니까요. 정신없이 돌아가는 삶도 어쩔 수가 없습니다. 일상생활은 현실이니까요.

그런데 이 두 가지를 조화시킬 수는 없는 걸까요? 그래서 '세상 편한 집밥'이 주제 넘게 2년 만에 또 나서게 됐습니다. 빠르고, 편하고, 경제적이고, 다양한 메뉴가 요즘 현실입니다. 여기에 그리움을 더해 직접 조리하는 재미를 느끼면서 맛있고 안전하게 드실 수 있도록 '집밥과 거의 같이 만들 수 있는 가정간편식 노하우'를 담아 보았습니다.

아무쪼록 이 한권의 책이 혼밥을 하더라도 '집밥의 감성을 느끼는 데' 조금이나마 도움이 된다면 더 없는 영광이겠습니다.

생각하지도 못했던 두 번째 책이 나올 수 있도록 성원을 보내주신 독자 여러분께 머리 숙여 고맙다는 말씀을 드립니다. 늘 건강하시고 하시는 일의 번창을 두 손 모아 기원합니다.

2020년 여름

박 미 란 드림

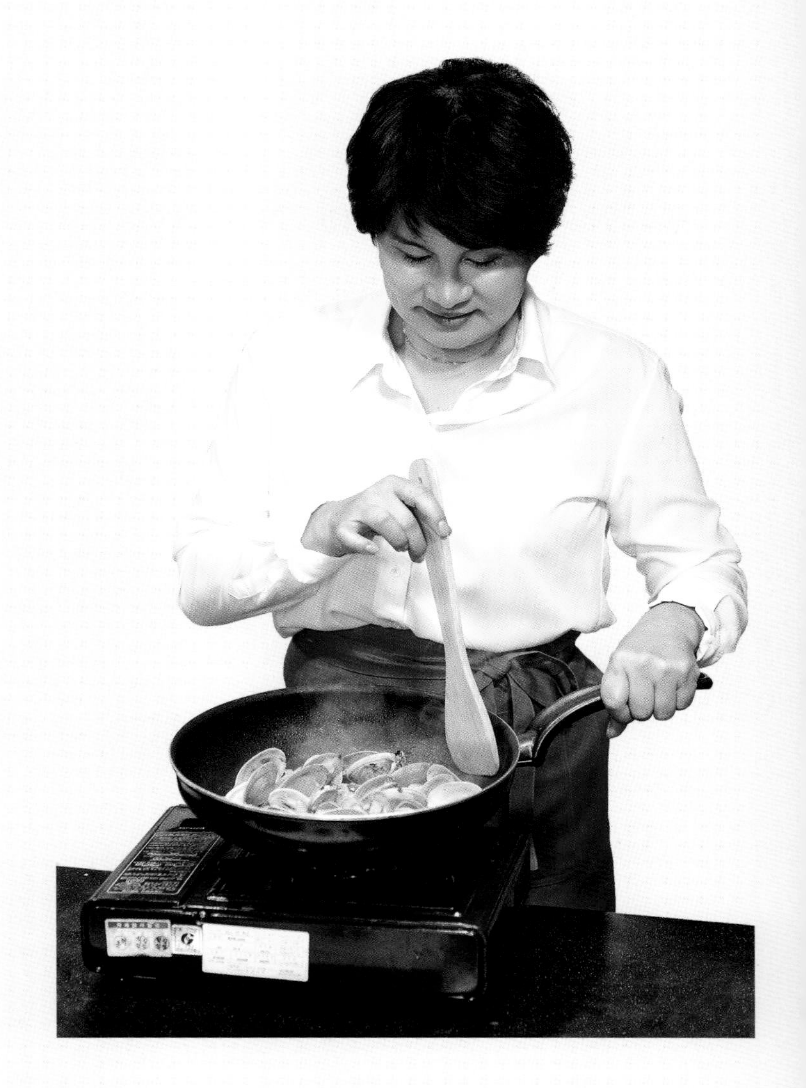

추·천·의·글

나를 위한 간단하고 든든한 한끼, 세상 편한 혼밥!

한복선 식문화연구원의 수석연구원이자 부원장이며, (주)대복의 부사장인 박미란 님과 함께 일해온 지 어느덧 20년의 세월이 흘렀습니다.

사업과 방송활동에 매진하면서도, 이렇게 틈틈이 멋진 레시피들을 모아 책을 간행하는 박미란 부원장의 꼼꼼함과 성실함에 매번 감탄하게 됩니다.

1인가구의 급증, 개인의 삶이 무엇보다 중시되고, 혼자 식사를 하는 것이 대세가 되어버린 이 시대에 혼밥 레시피는 현대인을 위해 꼭 필요한 정보라고 생각됩니다.

구하기 힘든 재료들이 아니라 냉장고를 열면 늘 있을 법한 흔한 재료들과 요리 초보자도 쉽게 만들 수 있는 쉬운 레시피로, 배달음식과 인스턴트에 질린 현대인들에게 집밥의 멋과 맛을 전해줄 수 있는 멋진 요리 길잡이라고 생각합니다.

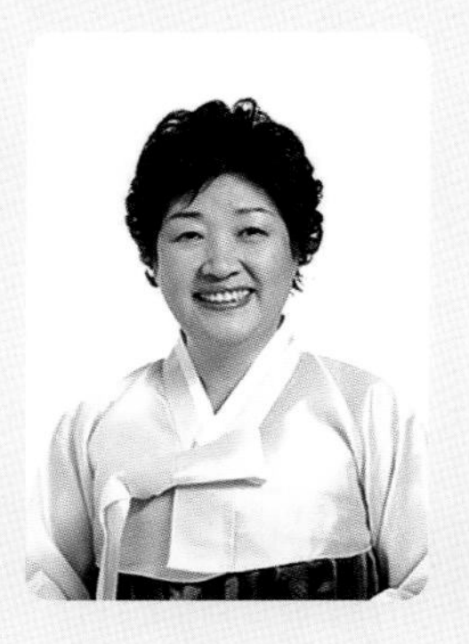

누구나 쉽게 만들 수 있는 맛있고 멋있는 50가지 혼밥 레시피를 이 시대의 모든 혼밥러들께 추천합니다.

2020년 8월

한복선 식문화연구원 원장 한복선

한복선

차 례

■ 탕과 찌개

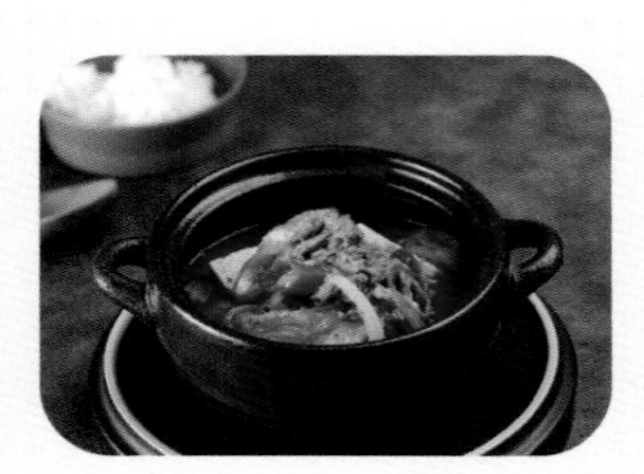

■ 밥 요리

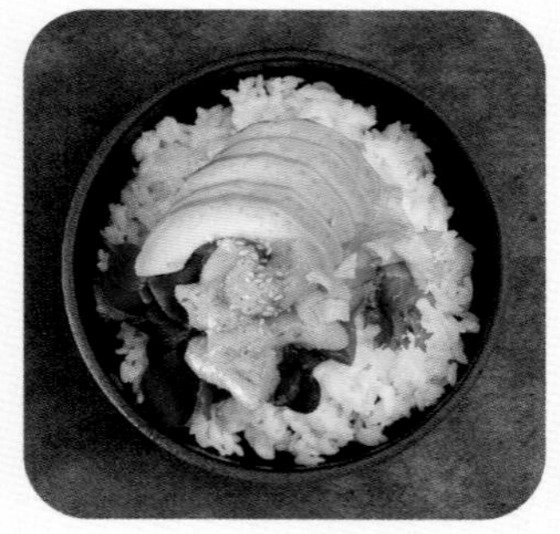

■ 면과 파스타

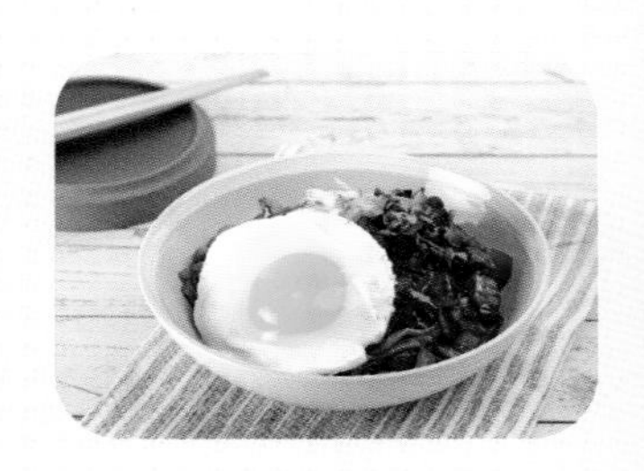

■ 구이요리

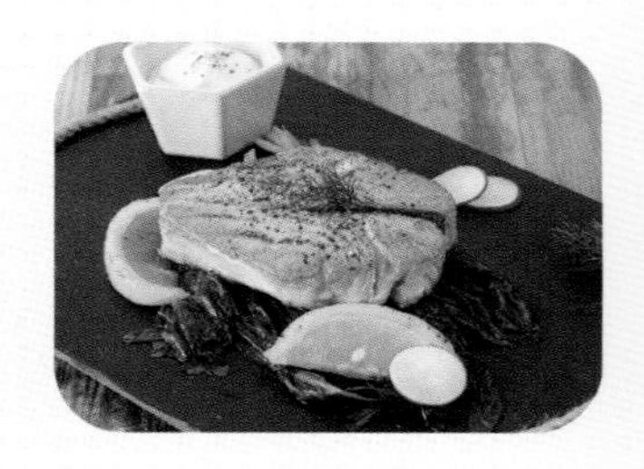

■ 모닝메뉴

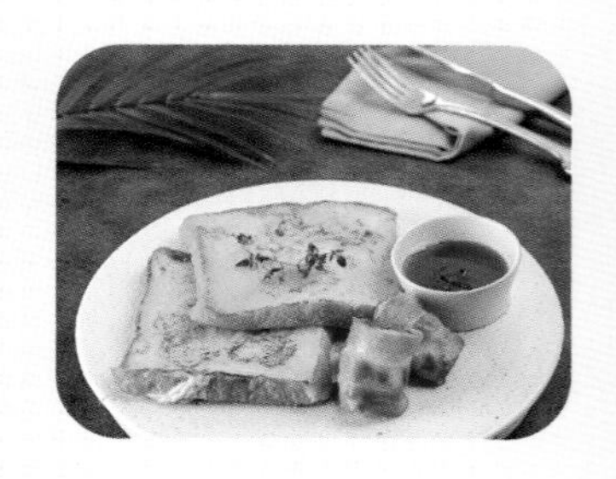

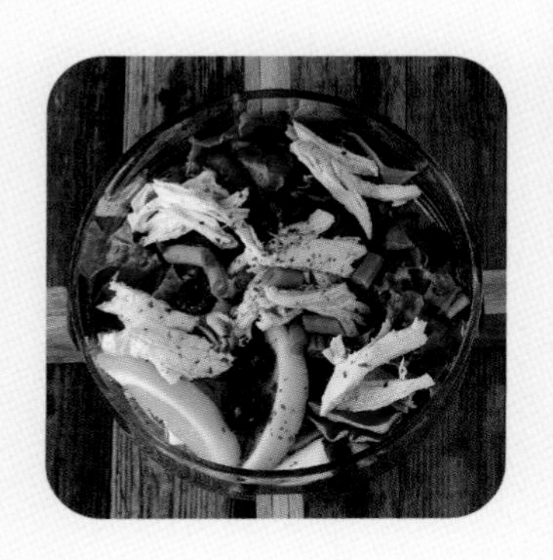

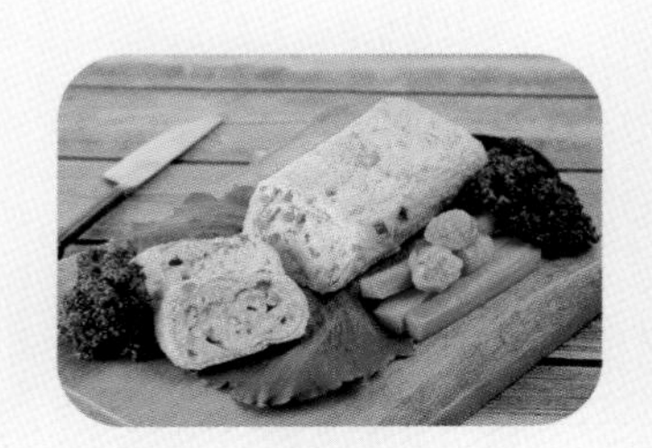

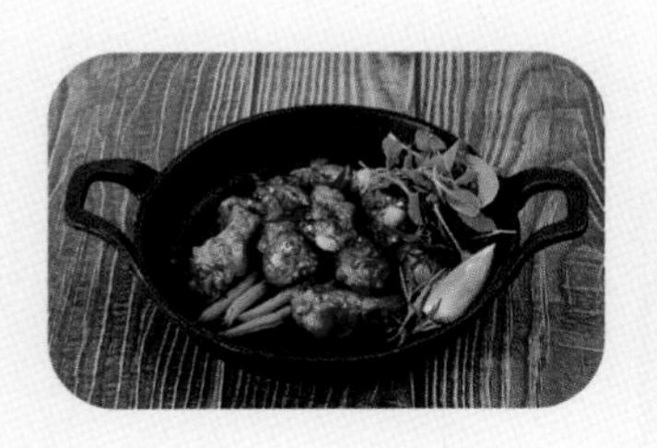

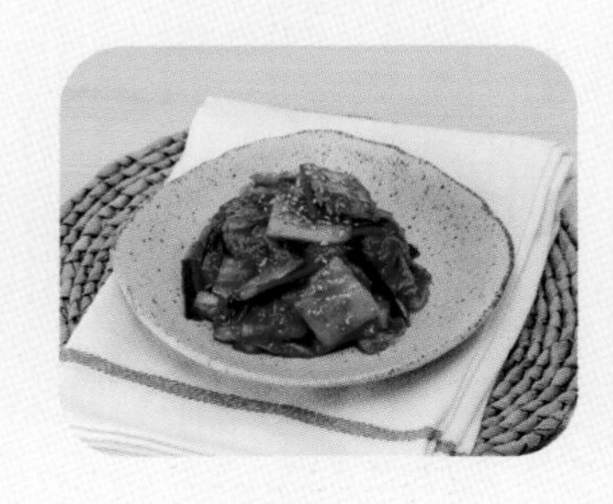

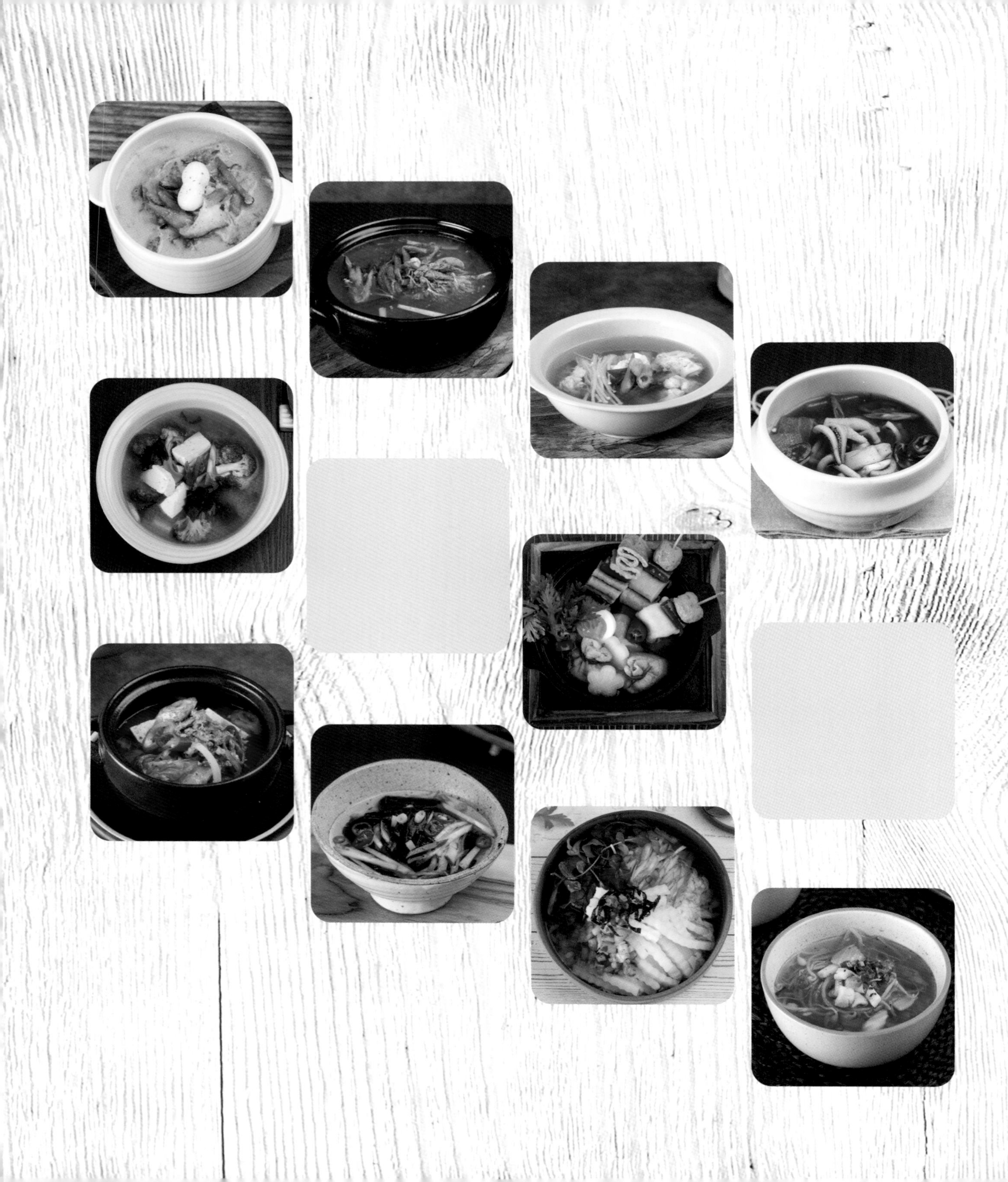

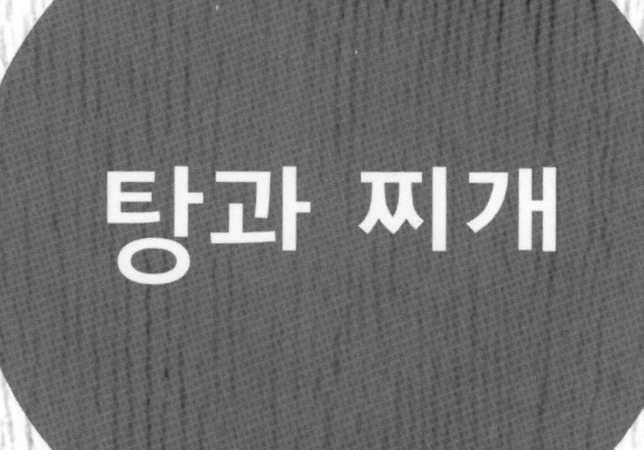

탕과 찌개

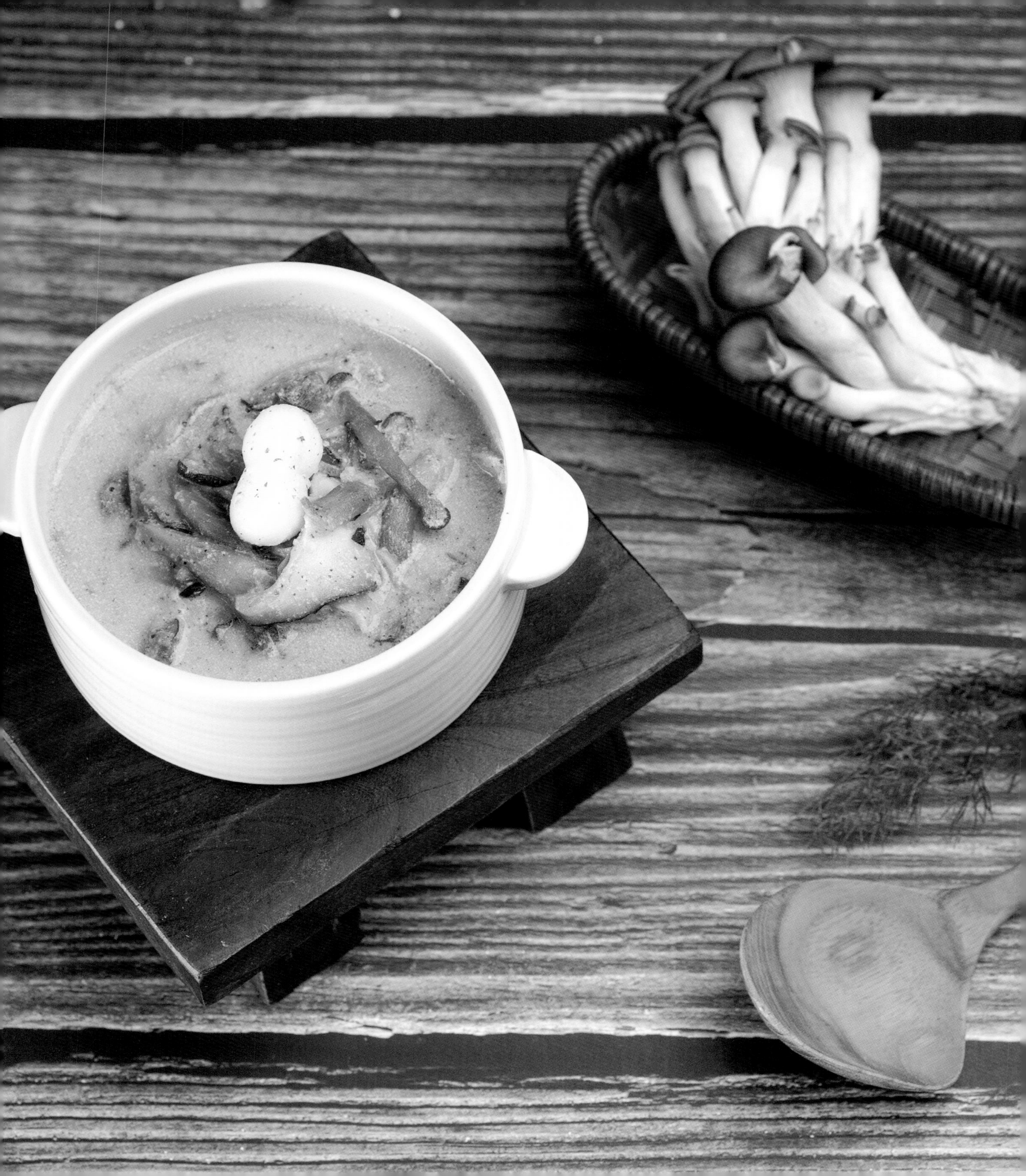

버섯들깨탕

여러 가지 버섯과 들깨가루를 듬뿍 넣고 끓인 건강 음식이다.

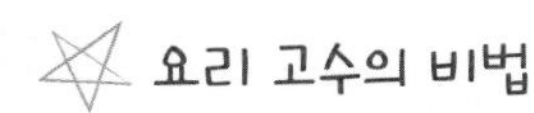

요리 고수의 비법

들깨는 콜레스테롤의 수치를 낮춰주어 노화 방지에 효과가 있고 비타민 E와 F가 많이 들어 있어 여성의 건강과 미용에 좋다. 들깻잎은 장아찌나 쌈으로 많이 애용된다.

/주재료/
느타리버섯 50g
표고버섯 1개

/부재료/
조랭이떡 7알
대파 30g

/양념/
들깨가루 1/3컵
찹쌀가루 1큰술
들기름 1큰술
소금 약간
후춧가루 약간
물

만/들/기

1. 들깨가루는 시판용으로 나온 것으로 준비하여 물에 개어 둔다.
2. 버섯은 흐르는 물에 살짝 씻어 느타리는 결대로 찢고, 표고버섯은 곱게 채썬다
3. 대파는 어슷썬다
4. 냄비에 들기름을 넣고 버섯을 넣고 살짝 볶다가 물을 넣고 끓으면 물에 개어둔 들깨가루를 넣고 중약불에서 10분 정도 끓이다 조랭이떡과 대파를 넣고 소금으로 간한다.
5. 먹을 때 기호에 따라 후춧가루를 뿌려 먹는다.

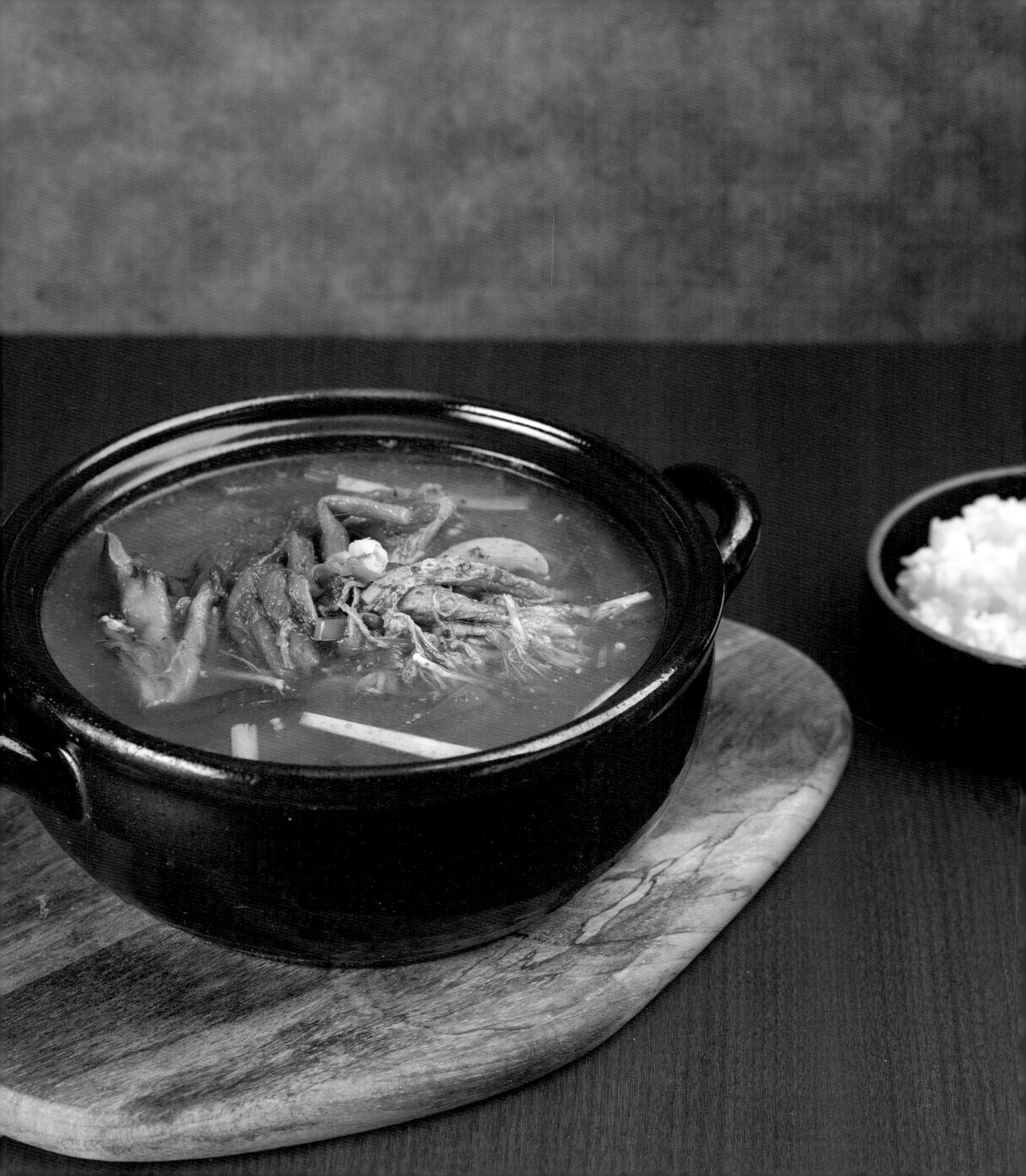

쇠고기들깨탕

깊고 진한 얼큰함과 식감이 살아 있는 건강 들깨탕.

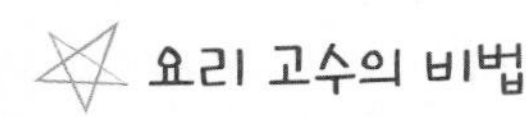

들깨는 콜레스테롤 수치를 낮춰주어 노화 방지에 효과가 있고, 비타민 E와 F가 많이 들어 있어 여성의 건강과 미용에 좋다.

/주재료/
쇠고기 100g

/부재료/
토란대 50g
느타리버섯 20g
풋고추 1개
대파 1대

/양념/
들깨가루 1/3컵
들기름 1큰술
된장 1큰술
다진마늘 1/2작은술
고춧가루 1큰술
소금
후춧가루
물

만/들/기

1. 들깨가루는 시판용으로 나온 것으로 준비하여 물에 개어 둔다.
2. 버섯은 흐르는 물에 살짝 씻어 느타리는 결대로 찢는다.
3. 쇠고기는 먹기 좋은 크기로 썰고 대파와 풋고추는 어슷썬다
4. 냄비에 들기름을 넣고 쇠고기를 넣어 볶다가 버섯을 넣고 살짝 볶는다. 물을 넣고 된장을 풀어 넣어 끓으면 물에 개어둔 들깨가루와 고춧가루, 다진마늘을 넣고 중약불에서 10분 정도 끓이다 풋고추와 대파를 넣고 소금으로 간한다.
5. 먹을 때 기호에 따라 후춧가루를 뿌려 먹는다

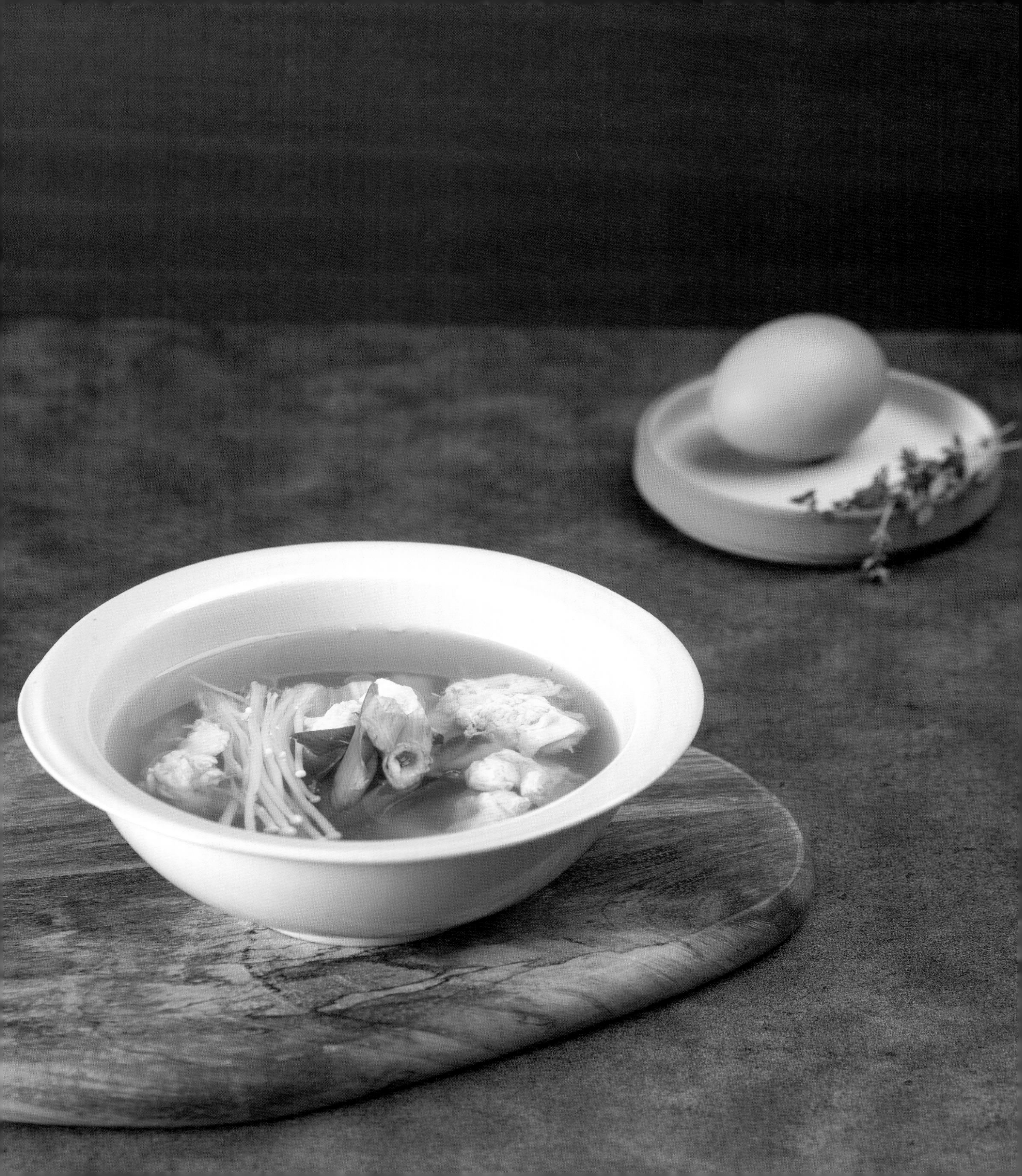

팽이버섯달걀탕

간편하게 끓일 수 있는 영양가 있는 달걀탕.

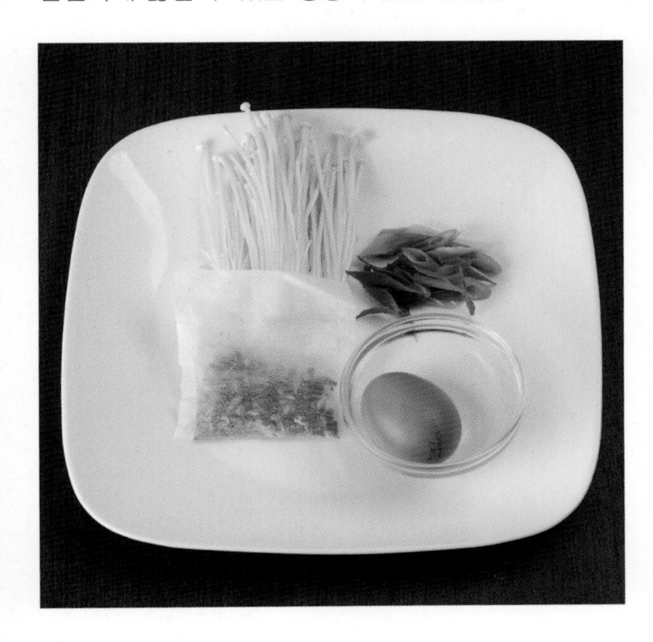

/주재료/
달걀 1개

/부재료/
팽이버섯 50g
대파 1/2대

/양념/
소금 약간
참기름 약간
후추 약간
청주 약간
다시팩 1개
물 2컵

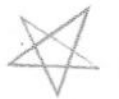 요리 고수의 비법

달걀국은 오래 끓이지 않아야 부드럽다.
물녹말을 넣어 재빨리 섞어 (새우, 죽순, 표고, 생강 등 추가) 훌훌한 수프로 하면 오랫동안 뜨거운 중국식 스프로 먹을 수 있다.
다시팩 대신 다시마 국물을 이용해도 된다(물에 다시마를 넣고 30분 정도 우렸다가 불에 올린다. 끓기 시작하면 다시마를 건져낸다).

만/들/기

1. 냄비에 다시팩을 넣고 미지근한 물을 부어 재료 준비하는 동안 다시물을 우려낸다.
2. 달걀에 소금과 청주를 넣고 잘 풀어둔다.
3. 팽이버섯은 밑동을 잘라내고 씻어 건져 길이로 반을 자른다. 대파는 잘게 썰어둔다
4. 우려낸 다시팩 국물을 불에 올려 끓기 시작하여 국물이 우러나면 다시팩을 건져내고 풀어둔 달걀을 젓가락을 대고 흘려서 흩어 넣는다
5. 팽이버섯과 대파를 넣고 후춧가루, 참기름을 조금 넣는다.

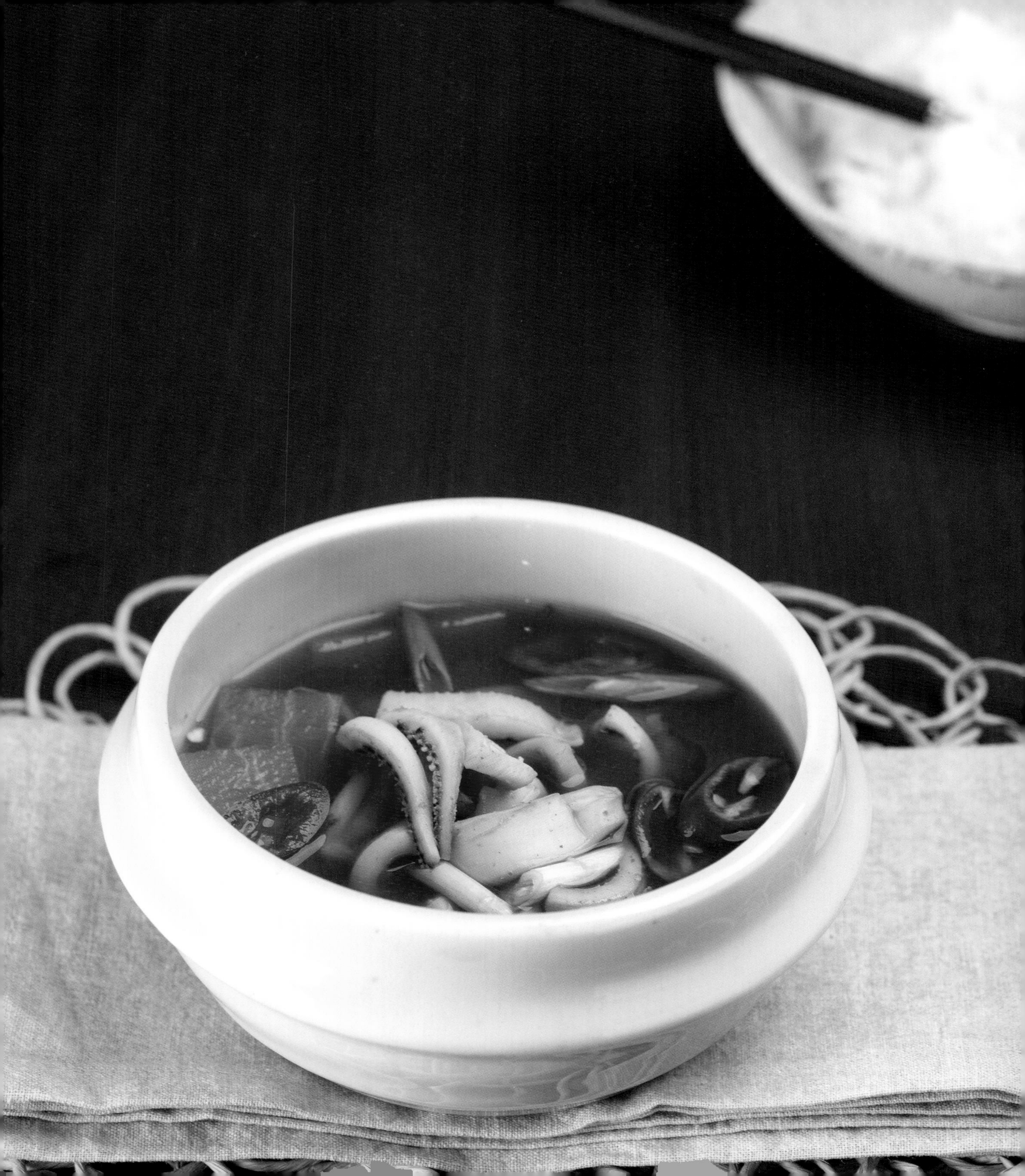

오징어무국

무의 시원한 맛과 고소하고 씹는 맛이 좋은 오징어가 잘 어울리는 깔끔한 맛이 나는 맑은 국.

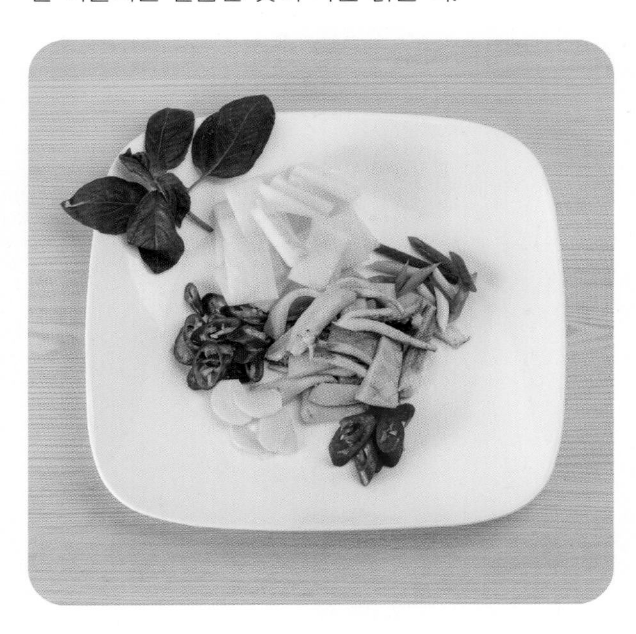

요리 고수의 비법

오징어는 너무 끓이면 질겨진다.
다시마 국물 우려내기 : 팽이버섯 달걀탕 참고

/주재료/
오징어 1마리

/부재료/
무 100g
청양고추 1개
홍고추 1개
대파 1대
마늘 1쪽

/양념/
국간장 1작은술
고춧가루 1작은술
고추장 1 작은술
후춧가루 약간
다시팩 1개
물 3컵

만/들/기

1. 냄비에 다시팩을 넣고 미지근한 물을 부어 재료 준비하는 동안 다시물을 우려낸다.
2. 오징어는 몸통에 손을 넣어 내장을 빼내고 다리를 분리하여 입을 제거한다. 몸통은 길이대로 반을 갈라 키친타월로 잡아당겨 껍질을 벗겨 헹궈 3cm길이로 썬다.
3. 무는 오징어 크기로 납작하게 썬다. 고추는 반을 갈라 씨를 뺀 후 어슷썰고, 대파도 어슷썬다. 마늘은 편으로 썬다.
4. 우려낸 다시팩 국물을 불에 올려 끓기 시작하면 무와 편으로 썬 마늘을 넣고 국물이 우러나면 다시팩을 건져낸다.
5. 무가 익으면 고춧가루와 고추장, 국간장, 액젓 약간을 넣고 끓인다.
6. 오징어와 고추, 편으로 썬 마늘, 대파를 넣고 오징어가 익을 때 까지만 후루룩 끓인다.

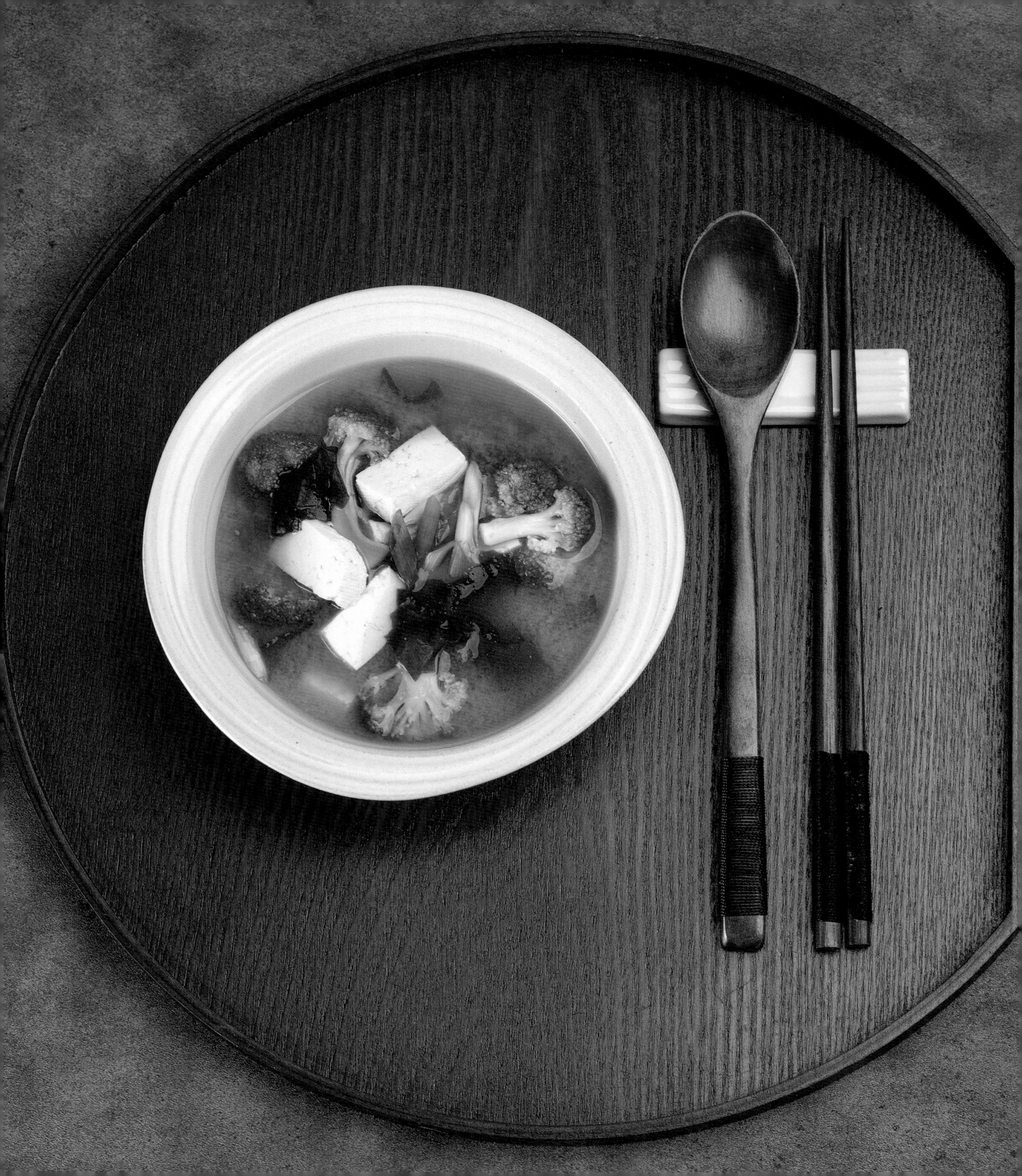

브로컬리 흰 된장국

맛이 담백하고 간단한 재료로 바로 끓여 먹을 수 있다.

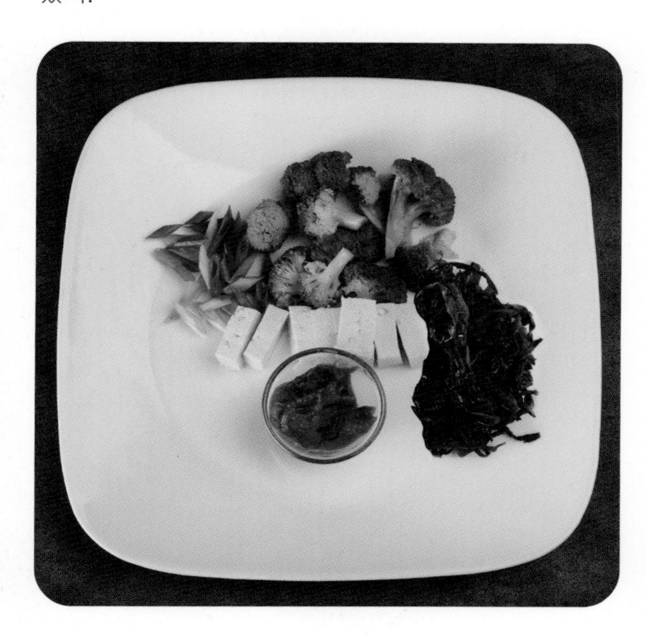

/주재료/
브로컬리 1/4대

/부재료/
미역 30g
두부 20g
실파 1줄기

/양념/
미소(일본된장) 1큰술
다시팩 1개
물 3컵

만/들/기

1. 냄비에 다시팩을 넣고 미지근한 물을 부어 재료 준비하는 동안 다시물을 우려낸다.
2. 미역은 물에 불려 먹기 좋은 크기로 자른다.
3. 브로컬리는 1.5cm 정도의 크기로 잘라 끓는 물에 살짝 데친다. 두부도 브로컬리와 비슷한 크기로 자른다. 실파는 곱게 송송 썰어둔다.
4. 우려낸 다시물에 미역과 데쳐 놓은 브로컬리, 두부를 넣고 끓이다가 거의 다 되었을 때 미소를 체에 받쳐 잘 풀어 살짝 끓여 송송 썬 실파를 얹어 낸다.

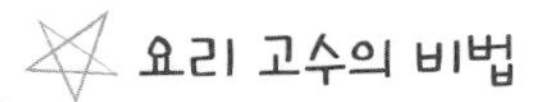

- 다시마 국물 우려내기 : 팽이버섯 달걀탕 참고
  (다시 국물과 된장의 조화가 잘 어울려야 한다)
- 미역과 두부를 각각 데쳐 넣어도 좋다.

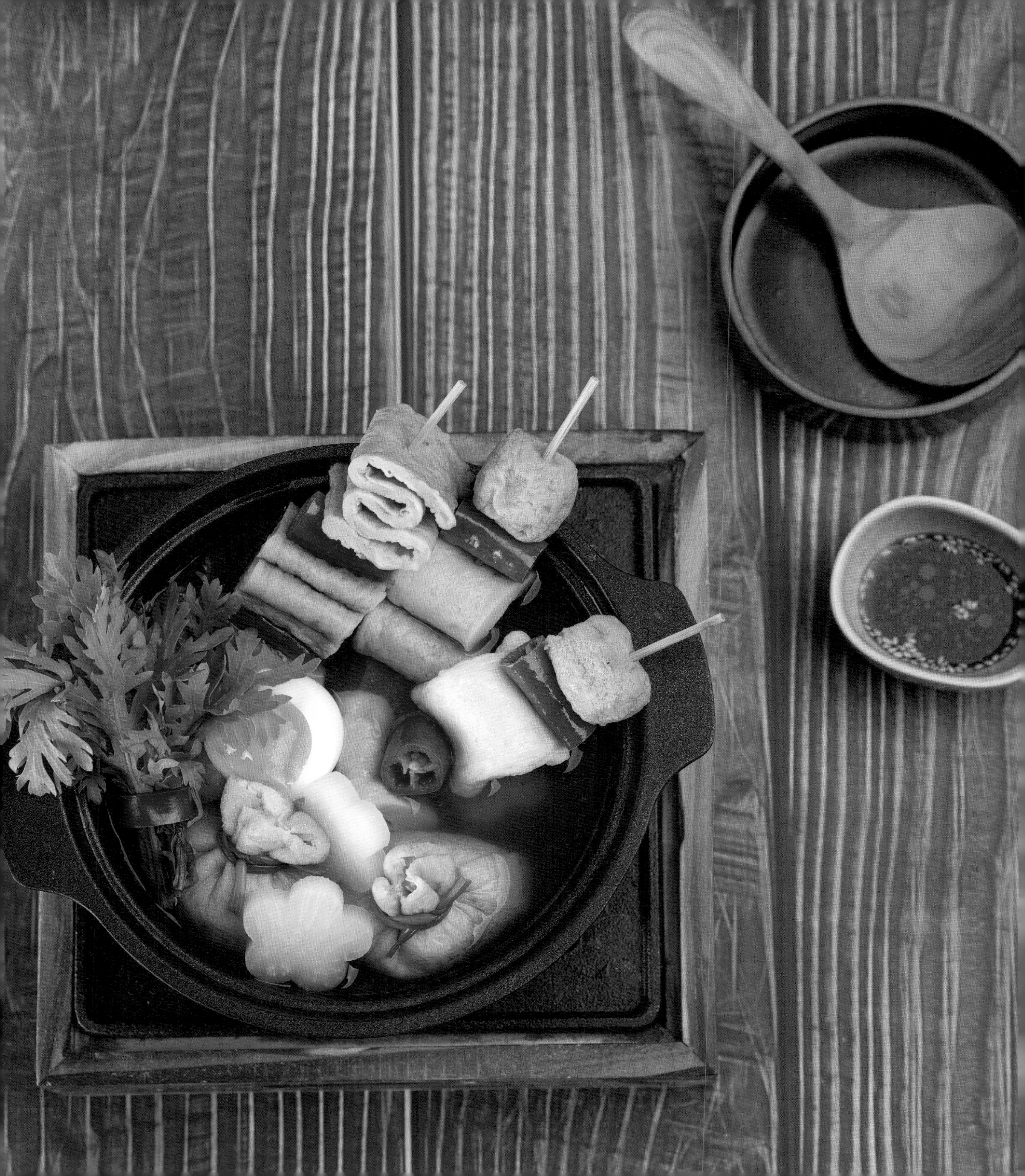

어묵탕

두루두루 잘 어울리는 어묵과 무를 넣고 푹 끓이면 구수하고 달큼한 맛이 좋다.

 요리 고수의 비법

멸치장국 내는법

재료 : 멸치 15마리, 물 5컵, 청주 1큰술, 간장 2큰술, 소금, 후춧가루

만드는 법 : 윤기 나고 곧바른 중멸치를 머리를 떼고, 반을 갈라 내장을 뺀다. 냄비에 멸치를 넣고 구수하게 볶는다. 찬물을 부어 15분 이상 끓이면 비린내가 나는데 청주를 넣어 비린맛을 없앤다.

- 어묵은 찐어묵, 튀김어묵, 구운어묵 등 여러 종류가 있다. 음식을 할 때는 신선한 것을 구하고, 끓는물을 끼얹어 기름기를 없애야 깔끔한 맛을 낼 수 있다.
- 곤약을 도톰하게 2×4cm 크기의 직사각형으로 썰어 가운데에 칼집을 낸 후 한쪽 끝을 넣어 뒤집어 리본으로 만든 다음 끓는물에 데쳐내어 넣기도 한다.
- 유부 주머니(유부, 미나리 줄기, 당면, 양파, 대파, 간장, 설탕, 후추) : 유부 안에 잡채로 넣어 미나리로 묶는다

/주재료/
어묵(여러 종류) 150g

/양념/
간장 1큰술
청주 1큰술
소금, 후춧가루 약간
다시팩 1개
물 3컵

/부재료/
무100g
삶은 달걀 1개
대파 1대
쑥갓

/찍어 먹는 겨자장/
겨자 갠 것 1큰술
간장 1/2큰술
멸치 다시 1큰술

만/들/기

1. 어묵은 한입크기로 썰어 끓는물을 부어 기름을 뺀다.
2. 무는 2×4cm 도톰하게 직사각형으로 썬다. 대파는 굵직하게 썬다.
3. 다시팩을 이용하여 물을 붓고 무와 대파를 함께 넣어 다시국물을 내어 둔다.
4. 달걀은 삶아 준비하고 쑥갓은 뜯어 둔다.
5. 다시국물에 다시팩과 파는 건져내고, 어묵과 삶은 달걀을 넣고 간장, 청주를 넣어 약불에서 5분쯤 끓인다. 소금으로 간을 맞추고 후춧가루를 뿌려낸다.
6. 겨자장에 찍어 먹는다.

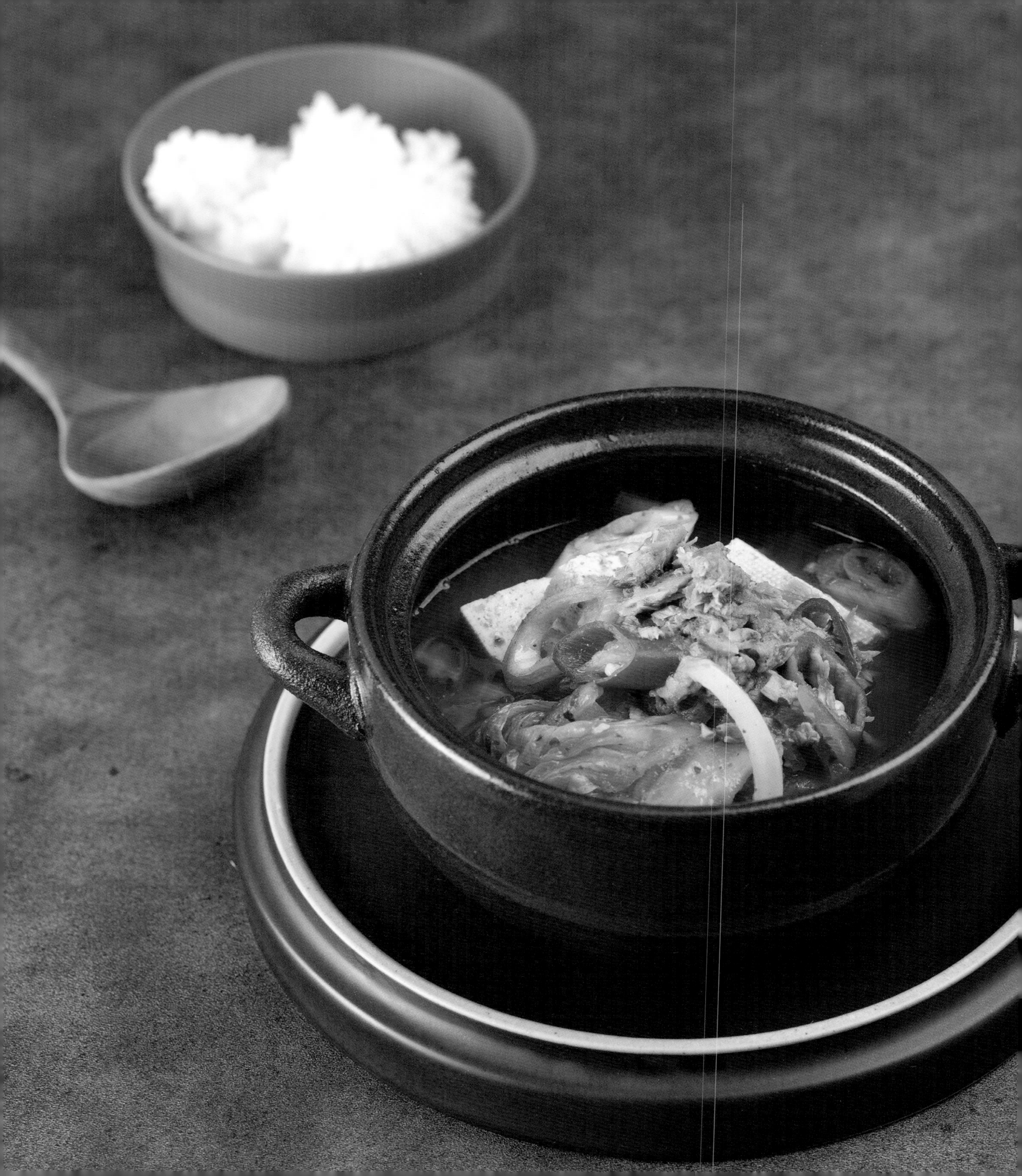

참치김치찌개

잘 익은 김치의 얼큰한 맛과 고소한 참치가 어우러진 입맛 돋우는 매콤한 찌개

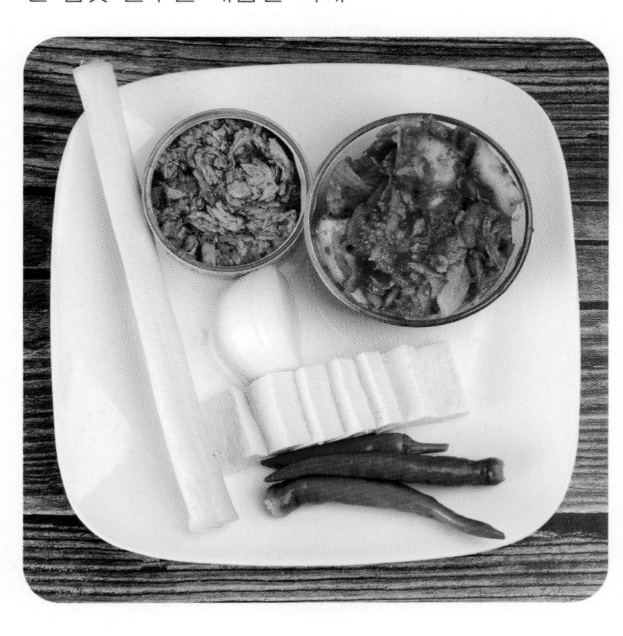

요리 고수의 비법

- 김치찌개는 김치가 약간 익은 것이 맛있다. 이때 신맛이 강할수록 설탕을 더 넣는다.
- 참치 통조림 대신 돼지고기, 멸치 등을 넣어서 끓이면 또 다른 맛이 난다.
- 재료는 버섯, 호박, 스팸, 꽁치 또는 고등어 통조림 등을 넣어도 된다
- 볶지 않고 재료를 모두 담아 한꺼번에 끓여 낼 수도 있다
- 생수 대신 쌀뜨물을 넣어 재료들이 잘 어우러지게 끓여도 된다.

/주재료/
익은 김치 150g
참치 통조림 1개

/부재료/
두부 1/3모
양파 1/4개
풋고추 2개
대파 1대

/양념/
국간장 1큰술
설탕 1큰술
다진마늘 1작은술
고춧가루 1큰술
소금, 식용유 약간
물 3컵

만/들/기

1. 두부는 2×3㎝ 크기로 네모나게 도톰하게 썰고, 양파는 0.5cm 폭으로 썬다. 풋고추, 대파는 어슷썬다.
2. 김치는 소를 대충 털어낸 뒤 4㎝ 폭으로 썬다.
3. 참치는 체에 쏟아 기름기를 뺀다.
4. 냄비가 뜨거워지면 식용유를 두르고 김치를 넣은 뒤 설탕을 넣어 충분히 볶아준다. 여기에 물을 부어 끓여 김치가 부드러워지면 참치와 다진마늘, 고춧가루를 넣고, 두부, 양파, 대파, 고추를 넣어 잠깐 끓인 뒤 국간장과 소금으로 간을 맞춘다.

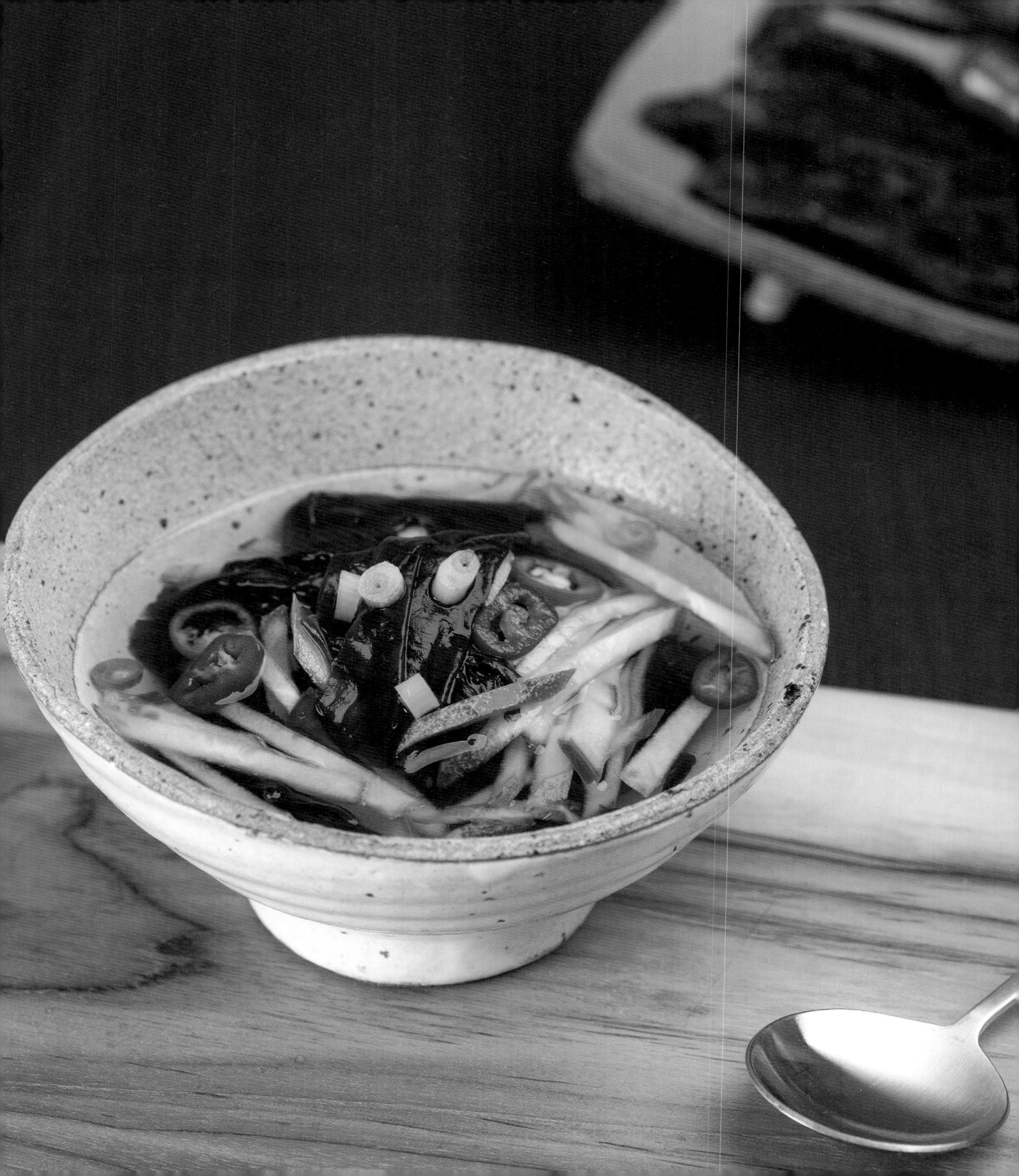

오이미역냉국

오이의 상큼한 향과 식초의 새콤한 맛이 입맛을 돋우는 산뜻한 맛의 냉국이다.

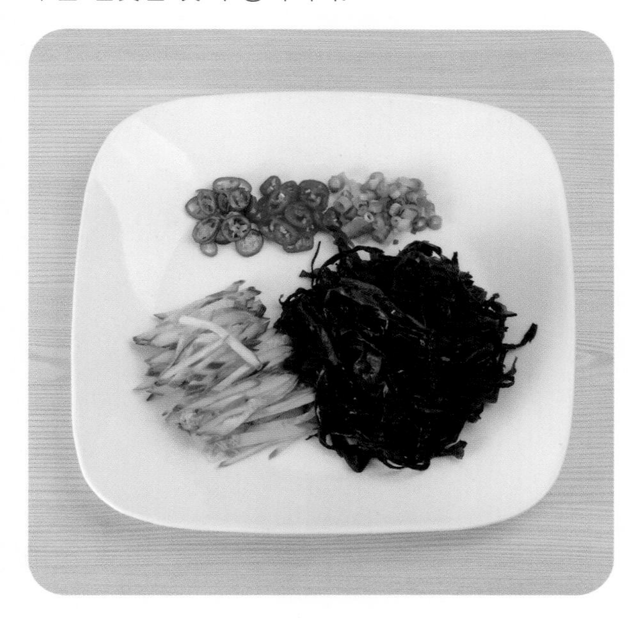

/주재료/
오이 1/2개

/부재료/
미역 10g
풋고추 1/2개
실파 1줄기

/양념/
오이 양념
국간장 1/2작은술
미역 양념
국간장 1/2작은술
참기름 약간
냉국
찬물(생수) 2컵
식초 3큰술
설탕 1큰술
소금 적당량

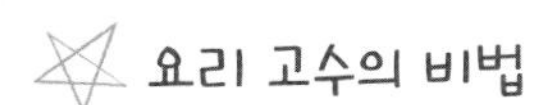

- 미역, 오이는 밑간 없이 바로 넣어도 된다.
- 기호에 따라 고춧가루를 약간 넣어 먹는다.

만/들/기

1. 오이는 모양대로 얇게 썰어 국간장을 넣고 무친다.
2. 미역은 불려 길이가 길면 잘라 참기름과 국간장으로 무친다.
3. 풋고추와 실파는 송송 썬다.
4. 큰 보울에 생수, 식초, 설탕, 소금으로 새콤한 국물을 만들어 풋고추와 실파를 넣어 차갑게 보관한다.
5. 밑간해 둔 오이와 미역을 그릇에 담고 차갑게 보관한 냉국을 부어 먹는다.

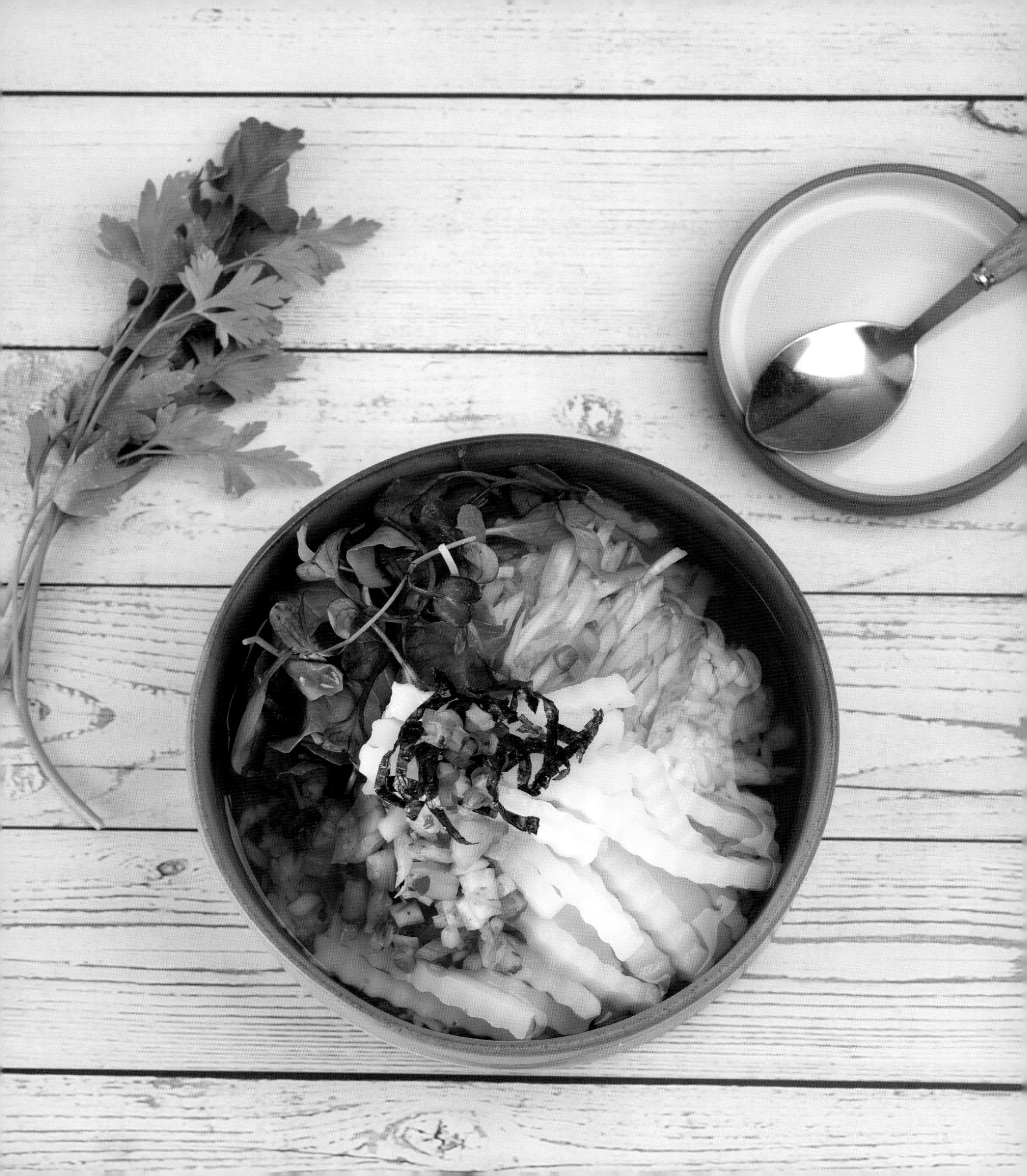

청포묵밥

청포묵에 익은 김치를 얹고 국물을 부어 말아 먹는 보들보들한 묵밥

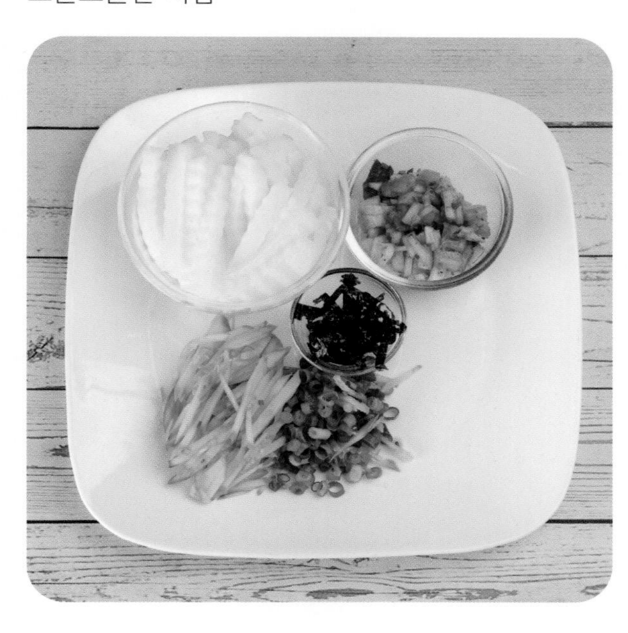

/주재료/
청포묵 1/2모 (200g)
밥 1공기

/부재료/
김치 50g
오이 30g
실파 1줄기
김 부순 것 약간

/양념/
김치 양념
참기름
깨소금
묵밥 육수
다시팩 1개(완성 육수 2컵)
물 3컵
식초 1큰술
설탕 1큰술
간장 1작은술
소금 약간

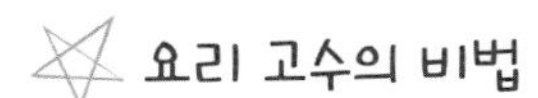

요리 고수의 비법

- 청포묵 대신 메밀묵이나 도토리묵을 이용해도 된다.
- 묵밥 육수는 기호에 따라 뜨겁게, 차갑게 준비한다.
- 밥을 말지 않고 국처럼 먹어도 좋다.

만/들/기

1. 냄비에 다시팩을 넣고 미지근한 물을 부어 재료 준비하는 동안 다시물을 우려낸다.
2. 묵은 5~6cm 길이, 나무저 굵기의 두께로 채썰어 준비한다(묵이 굳어 있으면 뜨거운 물에 살짝 데쳐 준비한다).
3. 오이는 곱게 채썰고, 실파는 송송 썬다. 김치는 잘게 썰어 참기름, 깨소금으로 무친다.
4. 우려낸 다시팩 국물에 간장, 소금, 설탕, 식초를 넣고 잠시 끓여 다시팩을 건져낸다.
5. 오목한 그릇에 밥을 적당히 넣고, 묵과 오이, 김치를 담고 묵밥육수를 부어 실파, 김 부순 것을 올린다.

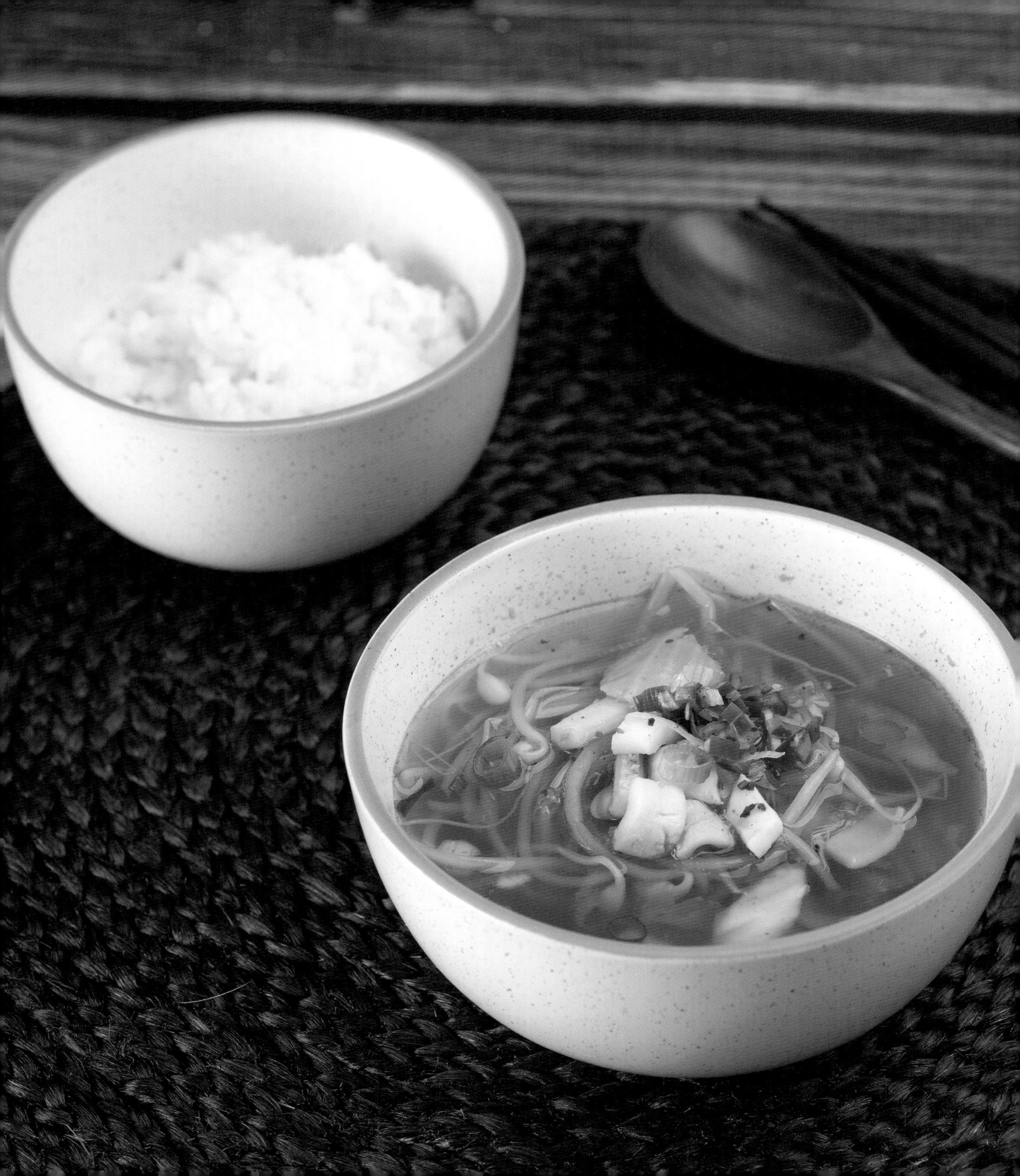

콩나물국밥

콩나물의 시원한 맛과 쫄깃한 오징어의 맛이 어울리는 국밥으로 해장국으로도 좋다.

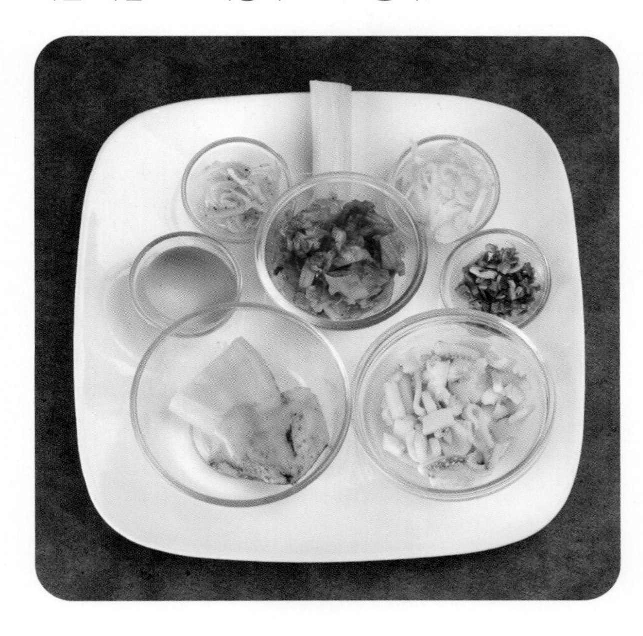

/주재료/
밥 1공기
콩나물 100g (1/2봉 분량)
물 2컵
소금 1/2 작은술

/부재료/
오징어 1/2마리
김치 50g
달걀 1개
대파 1/2대
다시팩 1개
물 3컵

/양념/
맛내기 양념
청양고추 다진 것
새우젓
김 부순 것
고춧가루 약간

☆ 요리 고수의 비법

- 뚝배기에 끓여내지 않을 때는 찬밥을 넣고 끓는 국물을 두 차례 정도 부어 쏟아, 찬기(냉기)를 없앤다.
- 뜨거운 밥보다는 찬밥의 쌀알이 부서지지 않고 씹는 느낌이 더 좋다.
- **멸치국물**(어묵탕 멸치장국 끓이는 법 참고)
- **오징어 손질법**(오징어 무국 참고)
- 오징어는 오래 익히면 단단하고 질겨지므로 슬쩍 삶아야 연하고 부드럽다.
- 건강식으로 들깨가루를 넣어 먹어도 좋다.

만/들/기

1. 냄비에 다시팩과 물을 넣고 국물이 우러나도록 끓인다.
2. 콩나물은 씻어 건져 냄비에 담고 물 2컵을 넣고 소금 약간 넣어 익는 냄새가 나면 콩나물은 건져 두고, 국물은 끓는 다시국물에 합한다.
3. 고추, 대파, 김치 송송 다지고, 곁들임 양념을 준비한다.
4. 물오징어는 다듬어 껍질을 벗겨 씻은 다음 끓는 다시국물에 넣어 살짝 익혀 건져 내어 잘게 다진다.
5. 끓는 다시 국물에 김치 썬 것과 대파를 넣고 소금간을 약하게 하여 뜨겁게 준비해 둔다.
6. 밥은 고슬하게 지어 뚝배기에 담고 준비된 콩나물, 썬 오징어를 얹고 뜨겁게 준비해둔 다시국물을 부어 불에 얹어 달걀을 깨어 팔팔 끓으면 불을 끈다.
7. 김 부순 것, 새우젓, 청양고추 다진 것을 기호에 따라 넣어 뜨끈하게 먹는다.

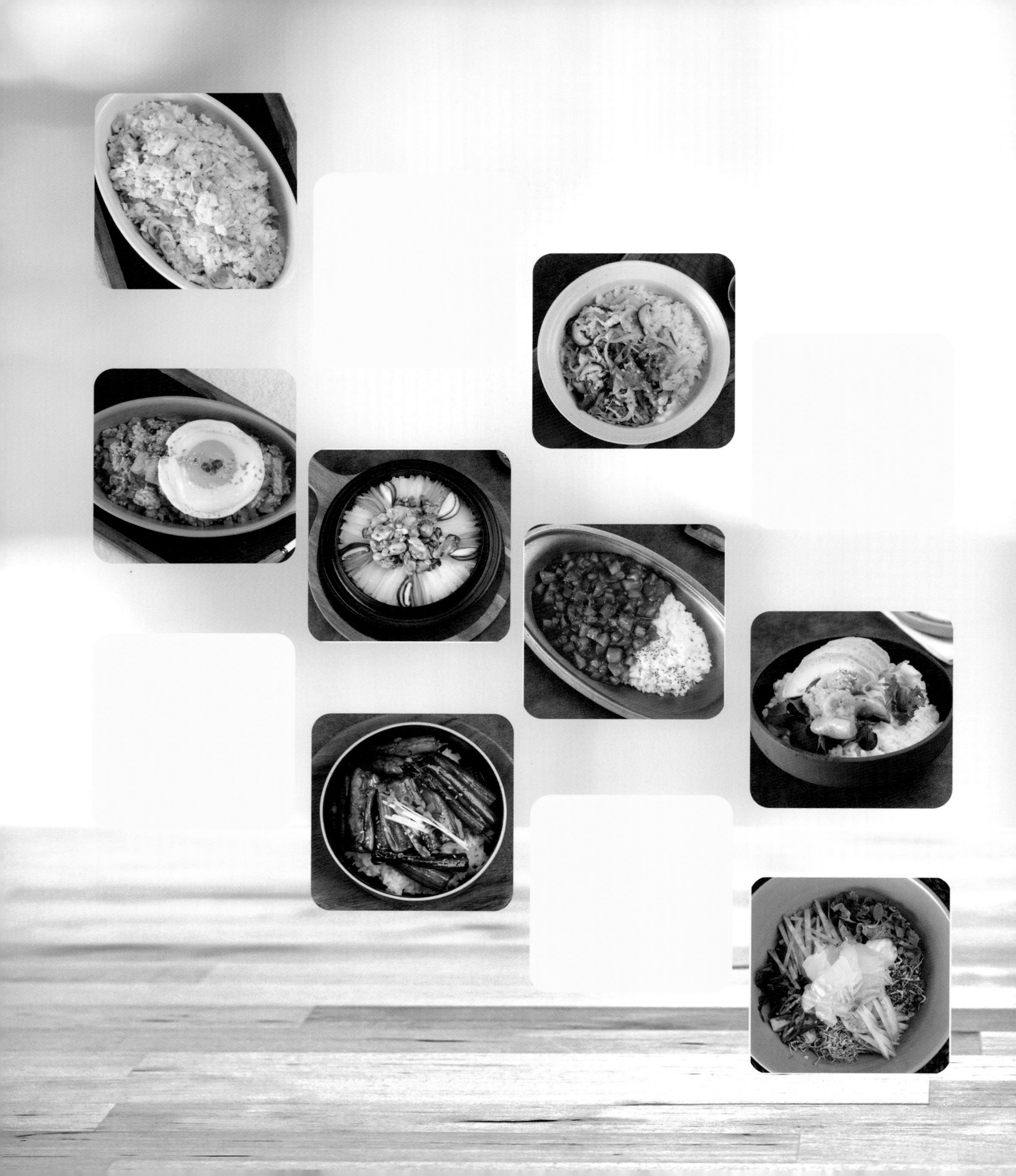

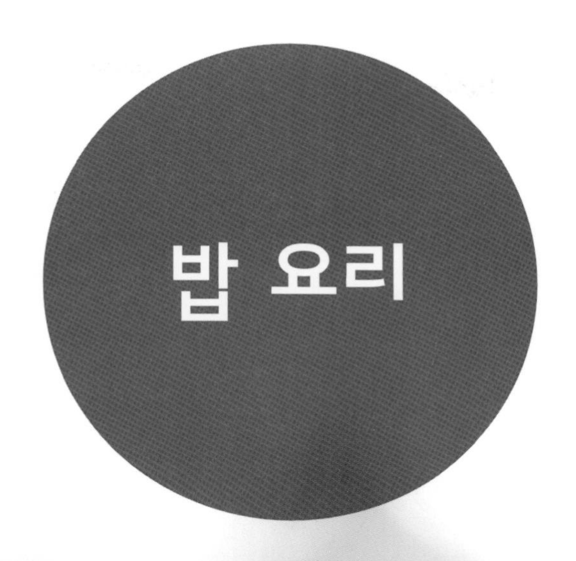
밥 요리

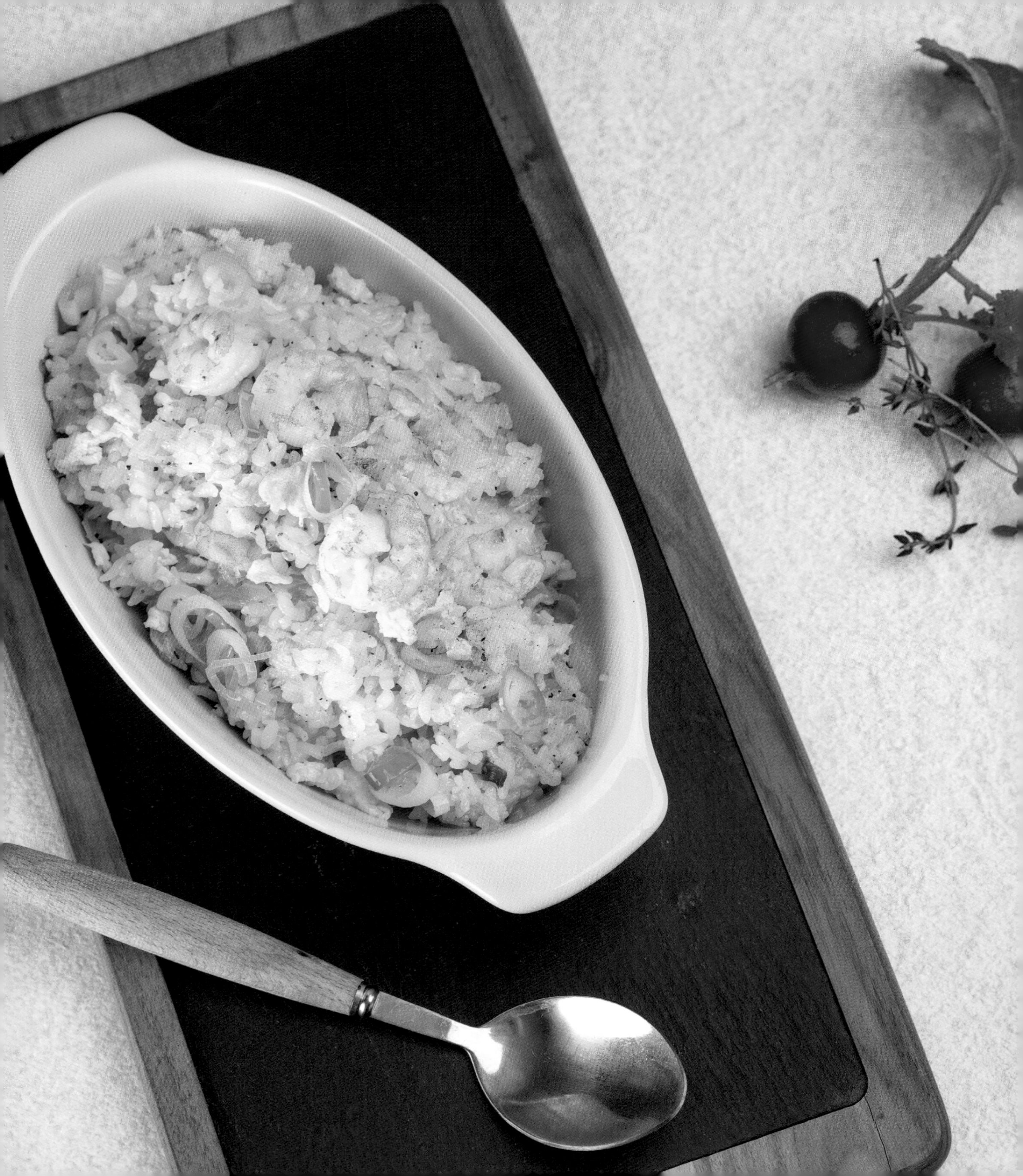

달걀새우볶음밥

새우살과 달걀, 양상추를 넣은 깔끔한 맛의 중국식 볶음밥

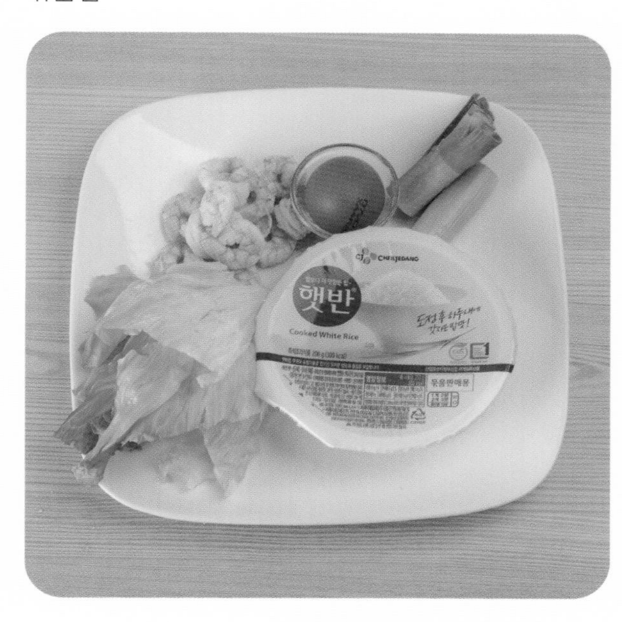

요리 고수의 비법

- 새우는 볶다가 물기가 생기지 않도록 데쳐서 준비한다.
- 양상추 대신 다른 채소(양파, 당근, 피망 등)를 다져서 넣어도 좋다
- 달걀은 스크램블 에그처럼 만들어 섞어도 된다.

/주재료/
밥 1공기
새우살 50g

/부재료/
달걀 1개
양상치 30g
대파 1대

/양념/
소금, 후춧가루 약간
식용유 약간

만/들/기

1. 냉동 새우는 끓는 물에 데쳐 물기를 없앤다.
2. 양상추는 흐르는 물에 씻어 물기를 걷고 채썬다.
3. 대파는 송송 썰어두고, 달걀은 잘 풀어둔다.
4. 팬을 뜨겁게 달구어 식용유를 두르고, 송송 썬 대파를 넣은 후 파향이 고루 나면 달걀물을 넣어 살살 저어가며 볶아준다.
5. 달걀이 어느 정도 익으면 채 썬 양상추와 데친 새우를 넣어 볶다가 밥을 넣고 소금 간하여 재빨리 볶아 낸다. 기호에 따라 후춧가루를 조금 넣는다.

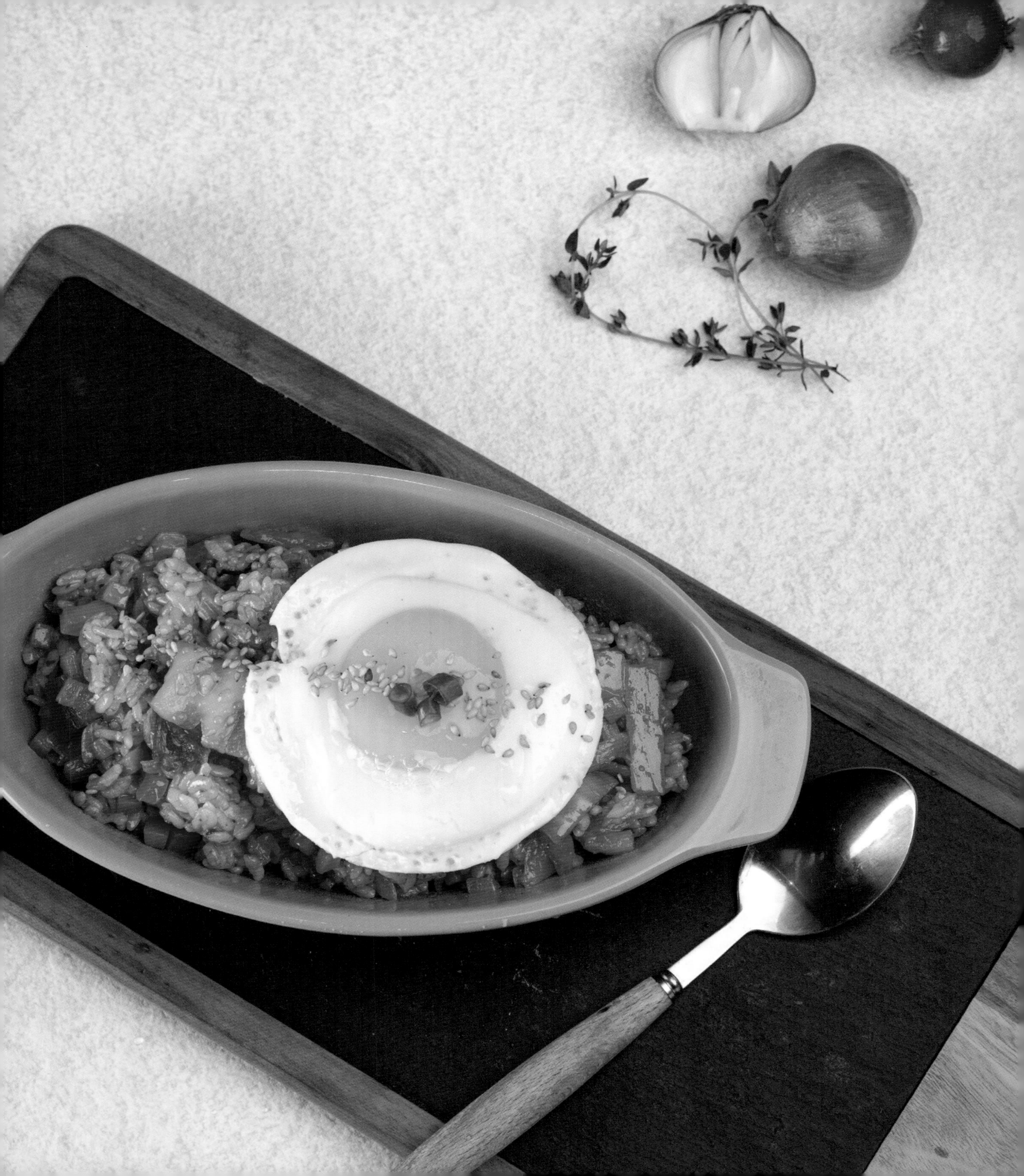

스팸김치볶음밥

잘 익은 김치와 밥이 어우러진 볶음밥으로, 쉽게 구할 수 있는 재료로 만들어 먹을 수 있다.

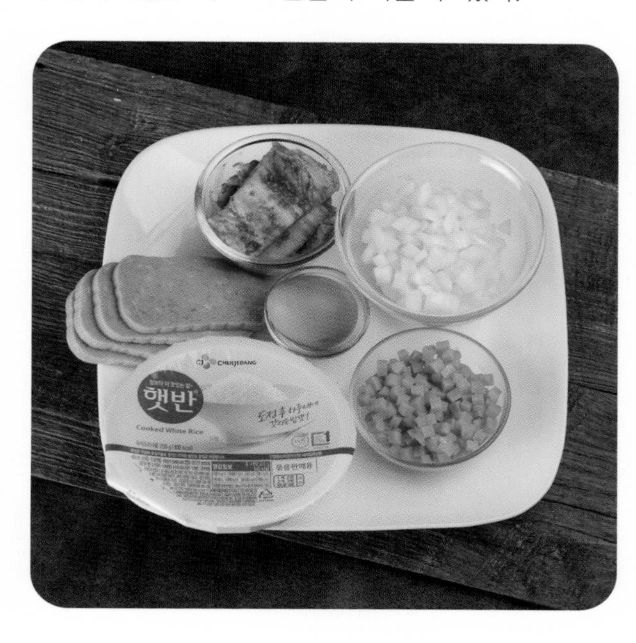

/주재료/
밥 1공기
배추김치 100g
대파 1대
달걀 1개

/부재료/
스팸 100g(작은 것 1/2통)
양파 1/4개
당근 30g

/양념/
식용유

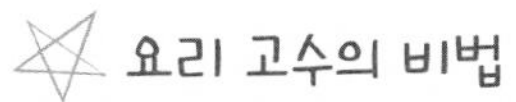 요리 고수의 비법

- 김치는 속을 없애고 조리하여 깔끔한 맛을 내도록 한다.
- 김치는 다른 재료 보다 나중에 넣어 씹히는 맛이 좋도록 한다.
- 볶음밥의 간은 김치와 스팸으로 충분하니 필요하면 기호에 따라 소금을 약간 넣는다.

만/들/기

1. 스팸은 0.5cm 정도 두께로 굵게 다진다.
2. 대파는 송송 썰고 양파와 당근은 잘게 다진다. 배추김치는 1cm 폭으로 썰어 김치 국물을 없앤다.
3. 달군 팬에 식용유를 두르고 달걀 프라이를 반숙이 되도록 준비한다.
4. 뜨겁게 달군 팬에 식용유를 두르고 송송 썬 대파를 넣어 파향이 고루나면 곱게 다진 양파, 당근, 김치, 다진 스팸을 넣어 볶는다.
5. 재료들이 잘 어우러졌을 때 밥을 넣어 센 불에서 볶아낸다.
6. 그릇에 김치볶음밥을 담고 달걀 프라이를 얹어 낸다.

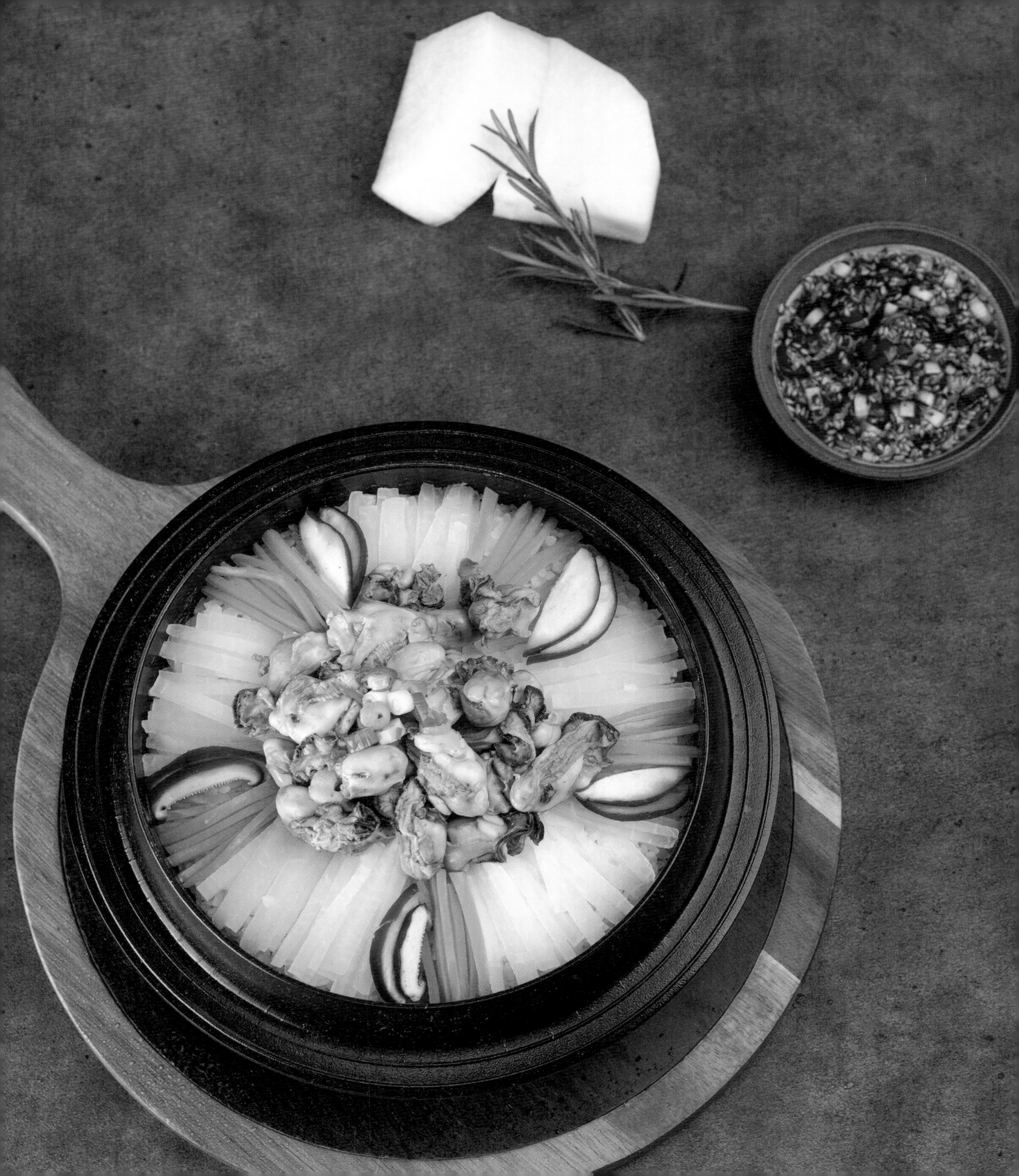

무굴밥

밥을 지을 때 무채를 넣어 구수한 맛이 나게 하여 뜨거울 때 양념장에 비벼 먹는다. 무가 제일 맛있는 가을, 겨울철에 해볼 만한 별미밥이다.

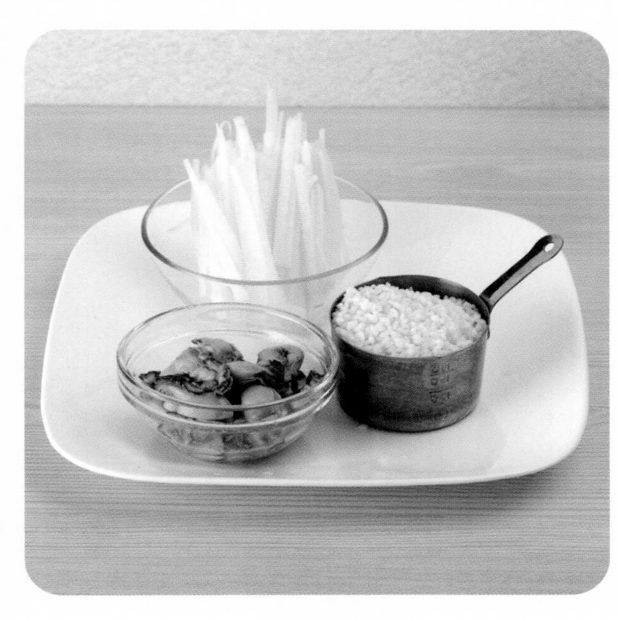

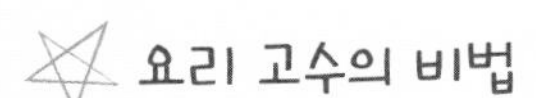

요리 고수의 비법

- 무에는 수분이 많으므로 질지 않게 되도록 주의한다.
- 콩나물, 김치, 버섯, 나물 등을 추가로 넣어도 좋다.

/주재료/

불린 쌀 1컵
무 50g
물 1½컵

/부재료/

굴 100g
당근 10g
표고버섯 1개

/양념/

풋고추 양념장
풋고추 3개
간장 3큰술
다진파 1큰술
다진마늘 1/2큰술
참기름 1큰술
고춧가루 1작은술
깨소금 약간
물 약간

만/들/기

1. 쌀은 씻어 30분 정도 불렸다 건진다.
2. 무를 씻어 껍질 채 5cm 토막 내어 굵게 채 썬다. 굴은 소금물에 씻어 체에 받쳐둔다.
3. 냄비에 무를 깔고 불린 쌀을 넣고 물을 부어 질지 않은 밥을 짓는다. 밥이 거의 다 되어 갈 즈음 손질한 굴을 넣어 뜸을 들인다.
4. 풋고추와 간장, 나머지 양념을 합하여 풋고추 양념장을 만든다.
5. 뜨거운 무밥에 풋고추 양념장을 곁들여 비벼 먹는다.

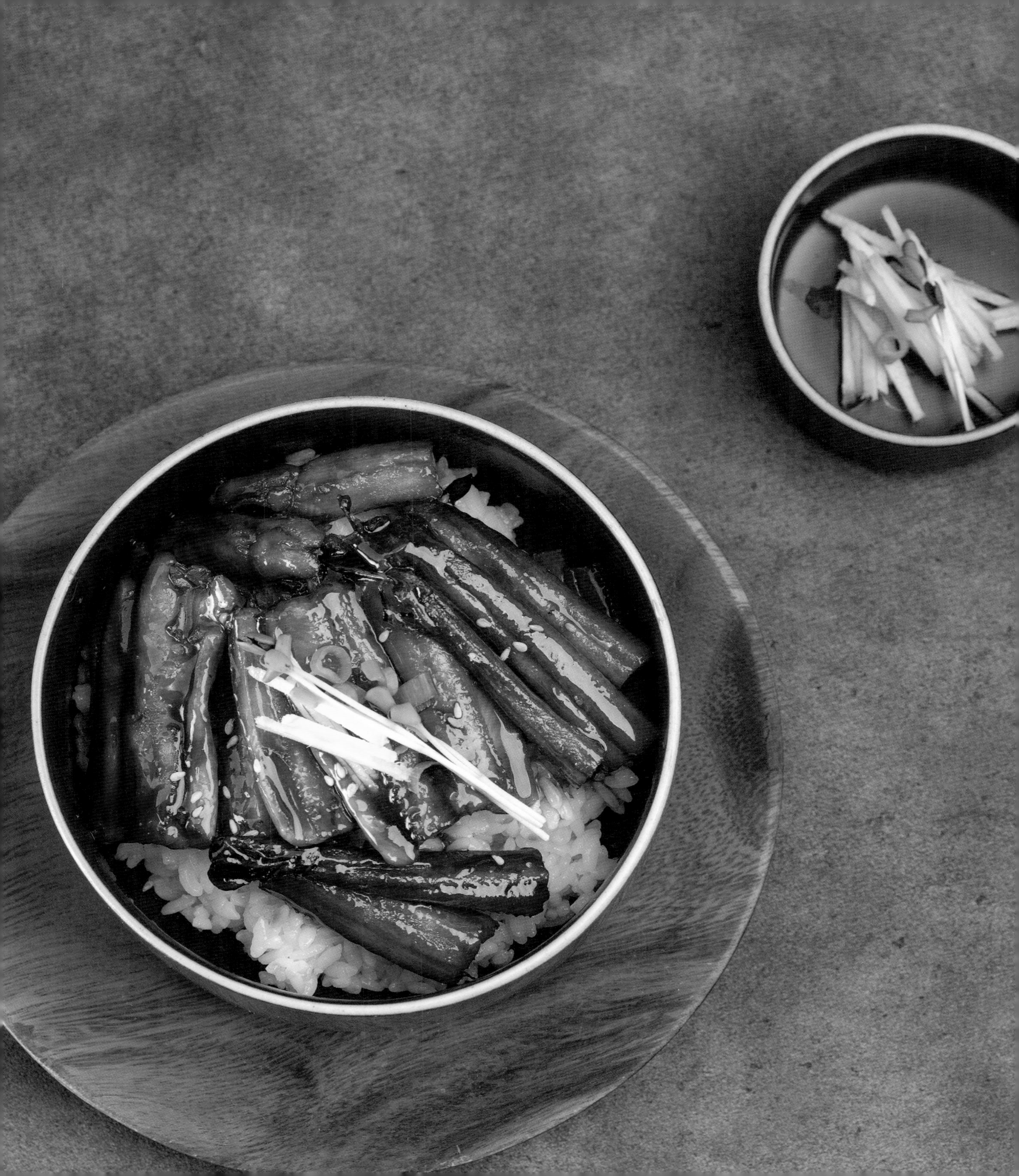

장어구이덮밥

시판용 장어구이를 이용해서 가정에서 쉽게 만들어 먹을 수 있는 달콤 짭조름한 건강 보양식

요리 고수의 비법

- 덮밥은 국물 없이 만들어도 되지만 부드럽게 먹기 위해 준비하는 것이 좋다.
- 양념되지 않고 손질된 장어를 구입했으면 다레를 만들어 장어에 여러 번 발라가며 굽는다.
- 장어는 자르지 않고 그대로 올려도 된다.

장어 다레(구이 등에 사용하는 양념간장) 만들기

1. 민물장어뼈 국물 180cc, 간장 180cc, 청주 180cc, 설탕 3큰술, 물엿 2큰술을 준비한다.
2. 양념을 합하여 반 분량으로 은근히 졸인다(끓기 시작하면 은근하게 졸인다. 식혀서 사용).
3. 다레가 짠맛이 돌 때는 청주를 넣어 농도와 간을 조절한다.

/주재료/
밥 1공기
시판용 간장맛 장어구이 1마리

/부재료/
생강 20g
무순(또는 실파 송송) 5g

/양념/
다시마 1조각
가다랑어 포 2큰술
물 2컵
간장 1작은술
소금 약간

만/들/기

1. 간장 애벌구이된 장어는 먹기 좋은 크기로 잘라 그릴이나 프라이팬에서 노릇이 구워낸다
2. 냄비에 물과 다시마를 넣어 한소끔 끓인 뒤 불을 끄고 가다랑어 포를 넣는다. 가다랑어포가 가라앉으면 다시마와 가다랑어포를 건져내고 간장, 소금으로 간하여 덮밥 국물을 만든다
3. 생강은 곱게 채썰고, 무순은 흐르는 물에 각각 씻어 찬물에 헹궈 물기를 제거한다.
4. 덮밥 그릇에 고슬한 밥을 담고 짭조름하게 구워낸 장어구이를 담아 가장자리에 덮밥국물을 반컵 정도 부어낸다. 생강채와 무순을 곁들인다.

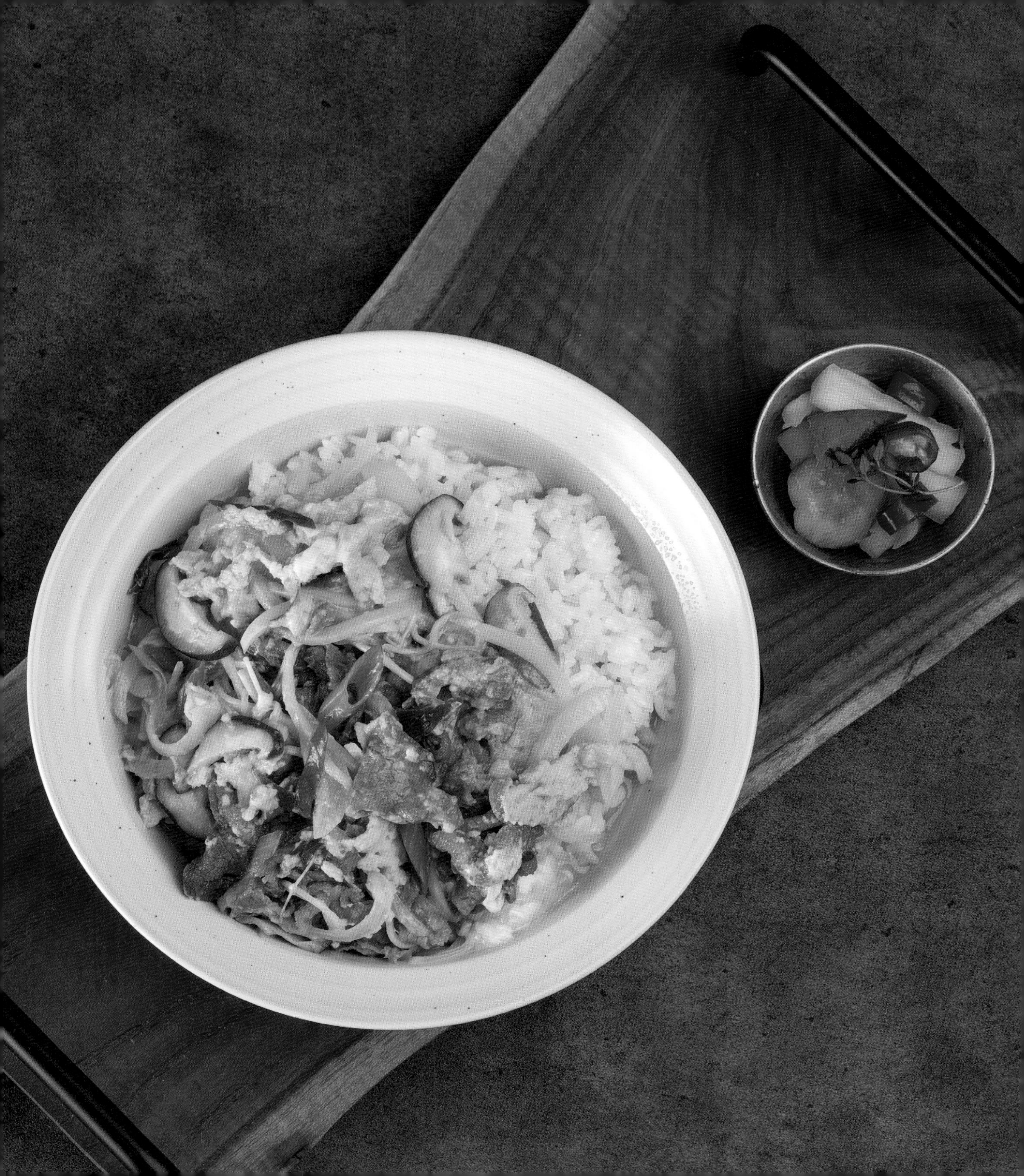

쇠고기덮밥

다시국물에 쇠고기와 달걀, 양파를 넣고 자작하게 끓여 따뜻한 밥에 부어 말아 먹는 일본식 장국밥

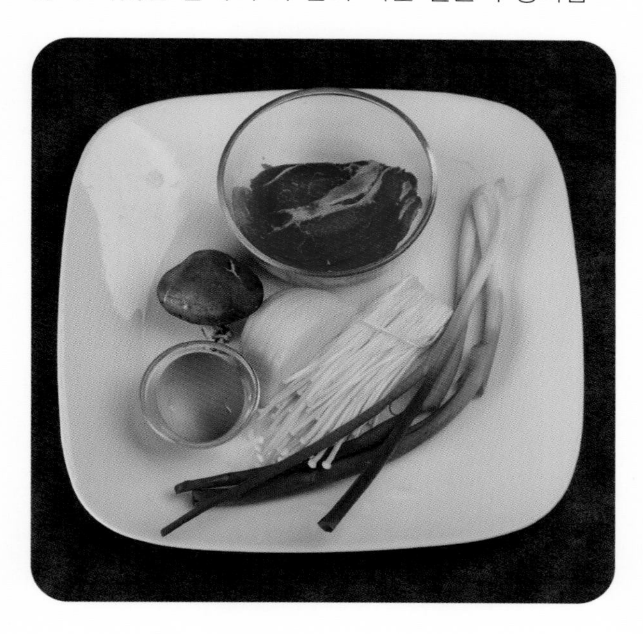

/주재료/
쇠고기(불고기감) 50g
밥 1공기

/부재료/
표고버섯 1개
팽이버섯 20g
실파 20g
달걀 1개
양파 1/6개

/양념(고기와 덮밥용)/
간장 1/2큰술
설탕 약간
다진파
다진마늘
깨소금, 후춧가루, 소금

육수
다시물 1컵
간장 1큰술
청주 1큰술
설탕 1작은술

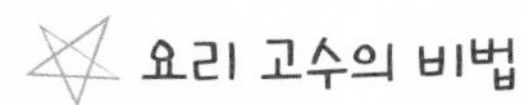

요리 고수의 비법

- 국물을 끼얹어 먹는 덮밥은 국물맛이 얼마나 감칠맛이 있느냐가 중요하다.
- 멸치, 가다랑어포, 쇠고기 등으로 깊은 맛을 내도록 한다.
- 가다랑어포를 5분 정도 끓여 체에 걸러 장국으로 사용해도 된다.

만/들/기

1. 양파는 가늘게 채썰고, 실파는 4cm 길이로 어슷썬다.
2. 냄비에 물과 다시팩을 넣고 국물이 잘 우러나도록 잠깐 끓인다.
3. 달걀은 미리 풀어둔다.
4. 덮밥용 냄비에 덮밥 국물을 넣고 끓으면 쇠고기를 넣은 후 거품을 걷는다.
5. 여기에 양파, 팽이를 넣고 끓인 다음 풀어 놓은 달걀을 재료 위에 돌려가며 부은 후 실파를 얹고 달걀이 반 정도 익으면 불을 끈다.
6. 밥 위에 5.에서 준비한 것을 얹는다.

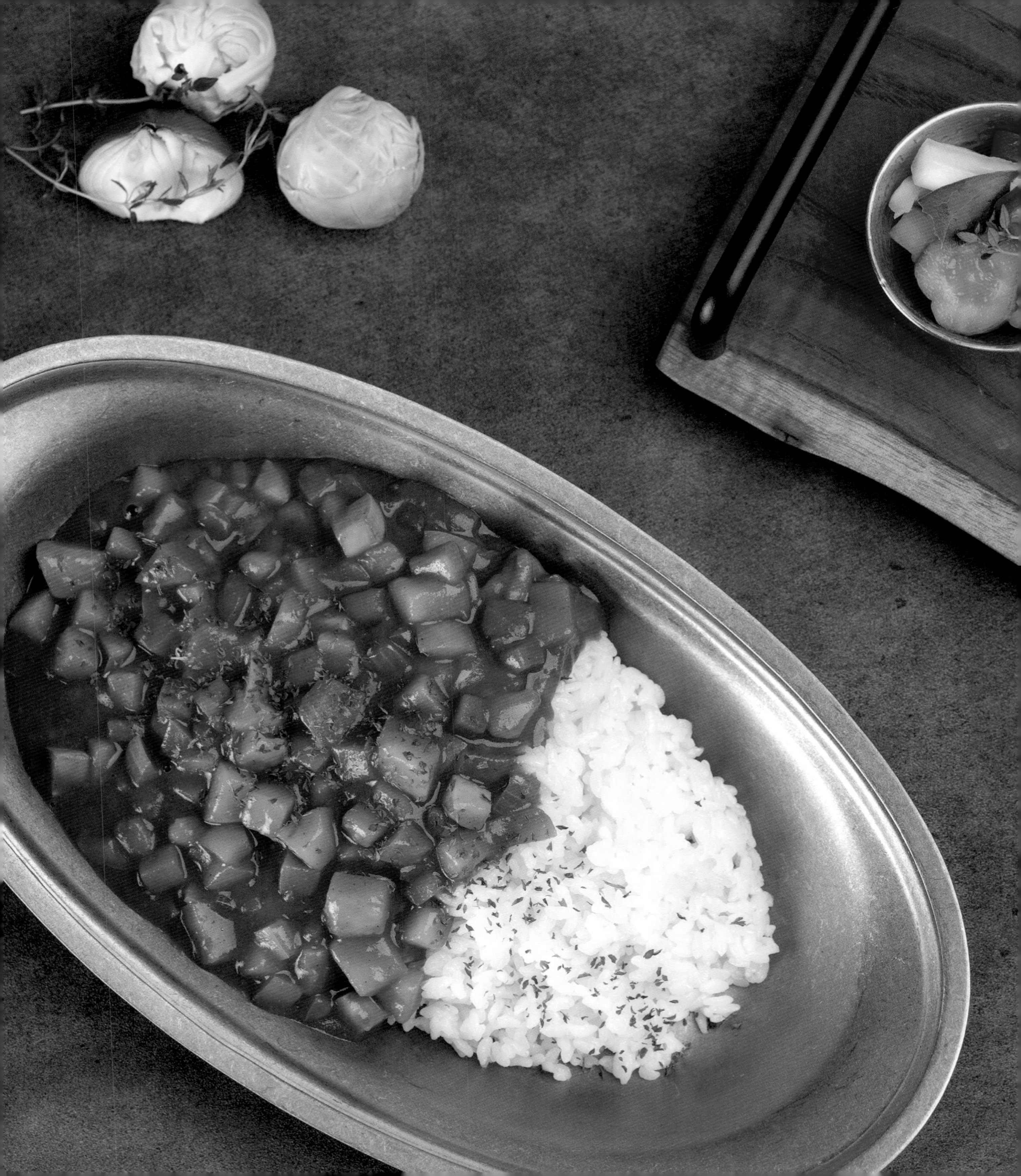

사과카레덮밥

채소가 풍부하게 들어간 영양가 있는 카레는 썰어서 끓이기만 하면 간편하게 만들어 먹을 수 있다.

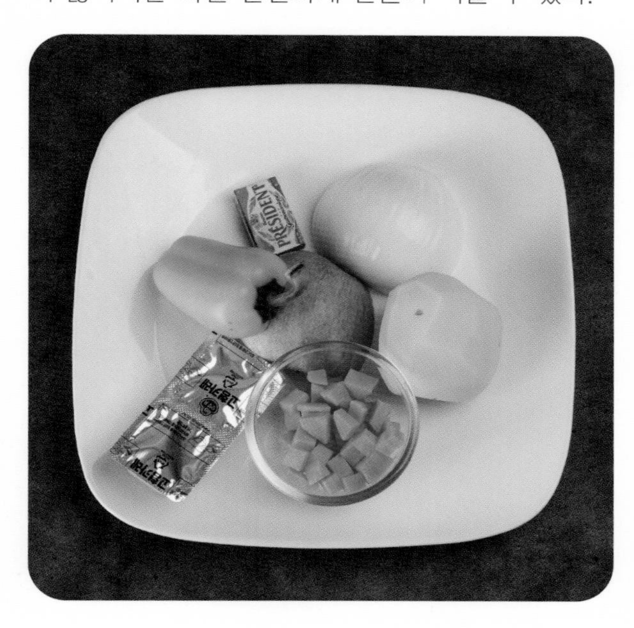

/주재료/

밥 1공기
사과 1/2개

/부재료/

감자 1개
당근 50g
양파 작은 것 1개
피망(파프리카) 1/2개

/양념/

고형카레 2쪽(50g)
식용유, 버터 약간
물 5컵

만/들/기

1. 감자는 먹기 좋은 크기로 깍둑썰어 물에 잠시 담가둔다.
2. 당근과 양파, 피망, 사과도 비슷한 크기로 썬다.
3. 두꺼운 냄비에 식용유와 버터를 조금 넣고 감자, 당근을 넣어 볶는다.
4. 여기에 물을 넣고 끓여 감자와 당근이 반 정도 익으면 양파와 사과, 피망(파프리카)을 넣고 고형 카레를 넣어 재료가 잘 어울리도록 가끔 저어가며 끓인다.
5. 그릇에 따뜻한 밥을 담고 끓인 카레를 얹어서 비벼 먹는다.

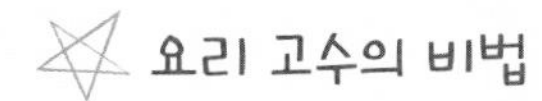

- 고형 카레 대신 카레가루를 사용할 때는 물에 잘 풀어 넣어 뭉치지 않도록 한다.
- 카레에 넣는 재료는 호박, 토마토, 브로컬리, 버섯 등 다양하게 넣어도 좋다.
- 쇠고기, 돼지고기, 닭고기, 새우살을 넣어도 좋다.
- 덮밥 대신 우동국수, 돈까스, 난(인도 등지에서 먹는 빵)을 찍어 먹어도 좋다.
- 분량을 조금 더 넉넉히 만들어 냉동고에 1인분씩, 렌지 용기에 보관하여 먹고 싶을 때 데워 먹어도 좋다.

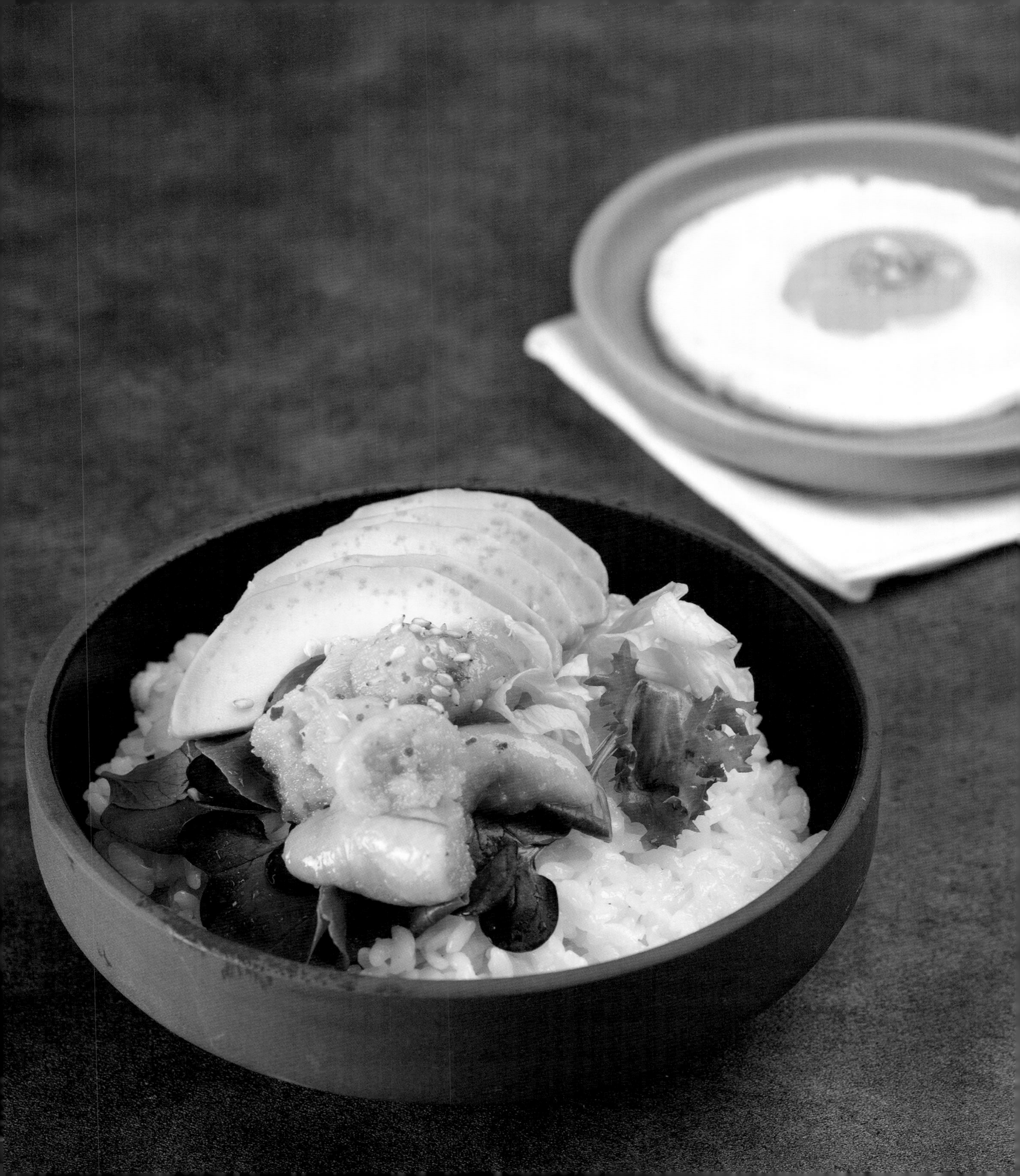

아보카도명란비빔밥

살살 녹는 식감의 아보카도와 짭조름한 명란이 잘 어울리는 영양가 있는 한 그릇 요리

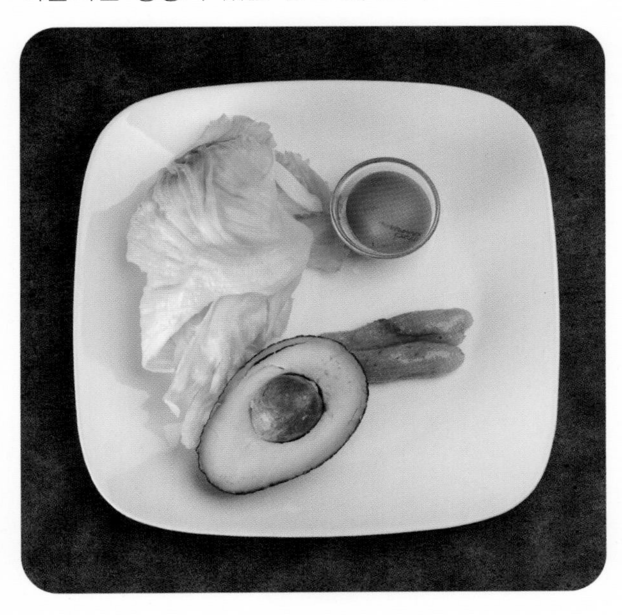

요리 고수의 비법

- 생 아보카도는 썰어서 초간장을 살짝 찍어 먹어도 고소하다.
- 아보카도는 절단하여 냉동으로 시판되는 제품으로 사용해도 된다.
- 명란젓은 냉동 보관해 두었다가 먹을 때마다 해동시켜 먹는다.

/주재료/
아보카도 1개
명란젓 30g
밥 1공기

/부재료/
양상치 30g
달걀 1개
샐러드 채소 10g

/양념/
참기름
통깨

만/들/기

1. 아보카도는 가운데 씨를 중심으로 칼을 돌려 가며 칼집을 넣는다. 칼집을 중심으로 아보카도를 잡고 살짝 비틀어 2조각으로 분리한다. 씨에 칼을 고정시키고 조심스럽게 비틀어 씨를 빼낸다. 과육과 껍질 사이에 숟가락을 넣고 돌려가며 과육만 도려내어 먹기 좋은 크기로 썬다.
2. 양상추는 곱게 채썬다.
3. 명란젓은 한 번 잘라 칼등이나 숟가락으로 밀어내어 살만 발라낸다(껍질째 먹어도 상관없다).
4. 팬에 식용유를 두르고 달걀 프라이를 반숙이 되도록 준비한다
5. 그릇에 고슬하게 지은 밥을 담고 양상추, 아보카도, 명란, 달걀 프라이를 얹어 참기름, 통깨를 뿌려 먹는다.

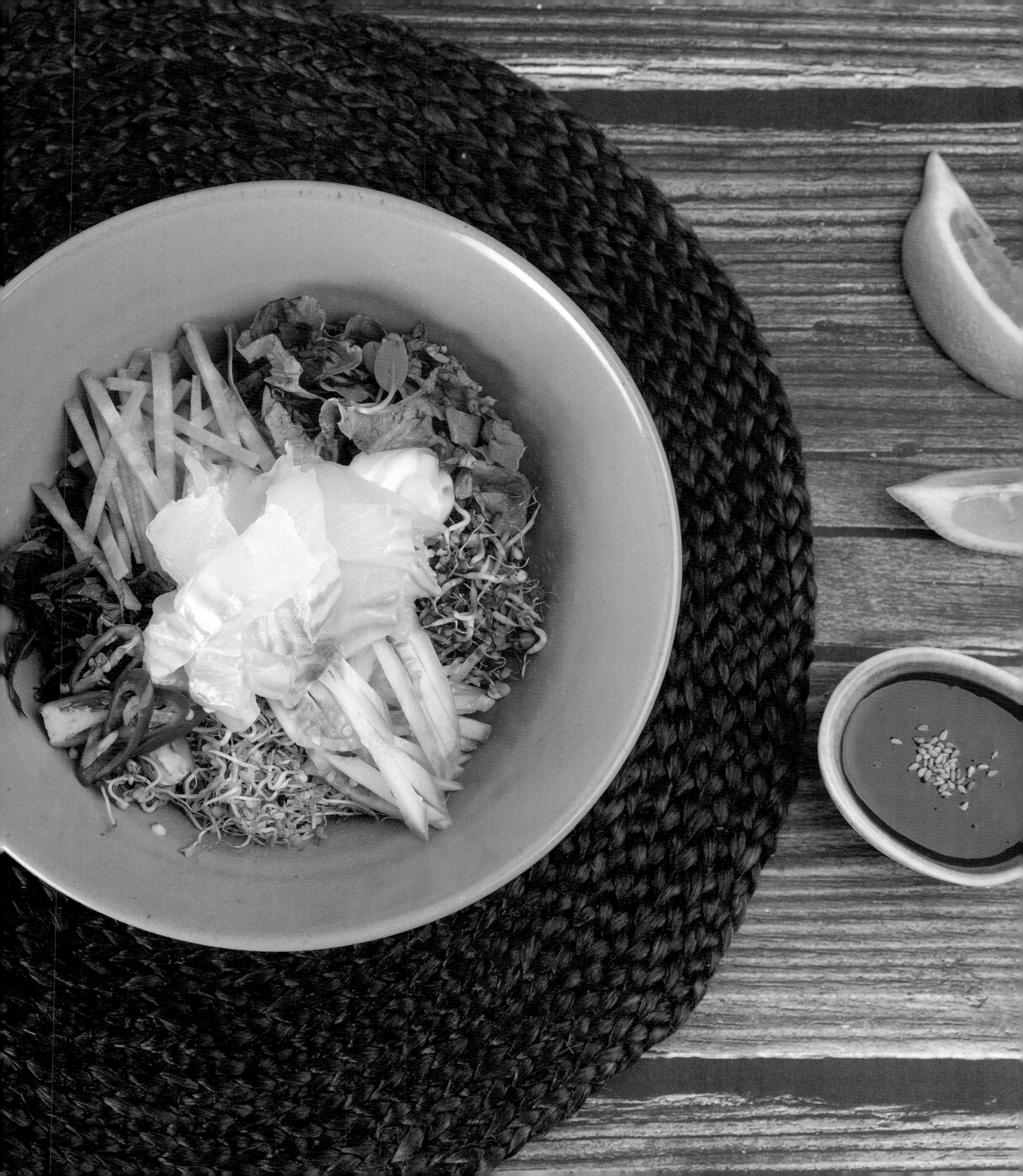

새싹채소 회덮밥

신선한 생선회와 채소를 함께 먹는 다이어트식 별미밥이다.

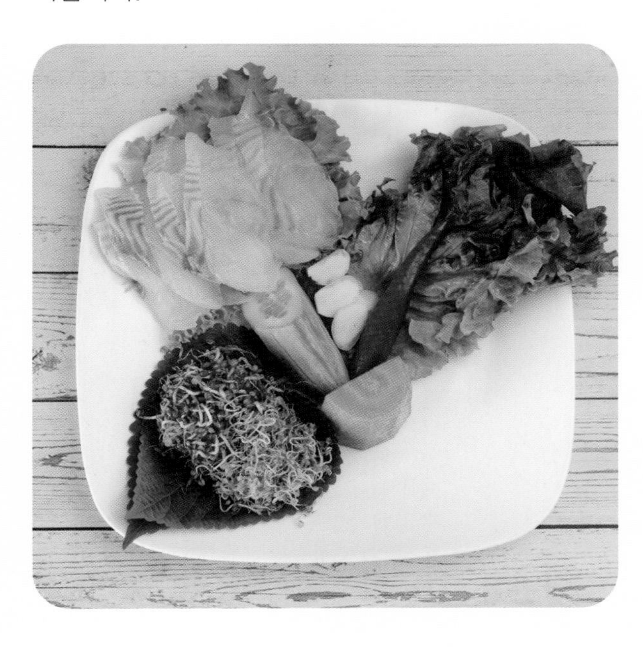

요리 고수의 비법

- 횟감은 도미, 우럭, 연어, 한치, 산오징어, 전복, 멍게, 냉동참치 등도 좋다.
- 무, 배, 쑥갓, 무순, 마늘편 등의 채소를 넣어도 좋다.
- 초고추장은 시판용으로 구매하여 냉장고에 넣고 사용한다.

/주재료/
광어회 100g
흰밥 1공기

/부재료/
새싹채소 50g
상추 2장
깻잎 2장
오이 1/2개
풋고추 1개
당근 약간

/양념(초고추장)/
고추장 2큰술
설탕 1큰술
식초 1큰술
참기름 1큰술
깨소금 약간

만/들/기

1. 광어회는 싱싱한 횟감으로 준비한다.
2. 오이, 당근, 상추, 깻잎은 채썰고 풋고추는 송송 썬다. 새싹채소는 체에 담아 흐르는 물에 가볍게 씻어 물기를 없앤다.
3. 고추장에 나머지 양념을 넣고 새콤달콤한 초고추장을 만든다.
4. 따뜻한 흰밥 위에 채소를 듬뿍 얹고, 회를 얹은 후 통깨를 뿌린다.
5. 초고추장을 곁들여 입맛에 맞게 비벼먹는다.

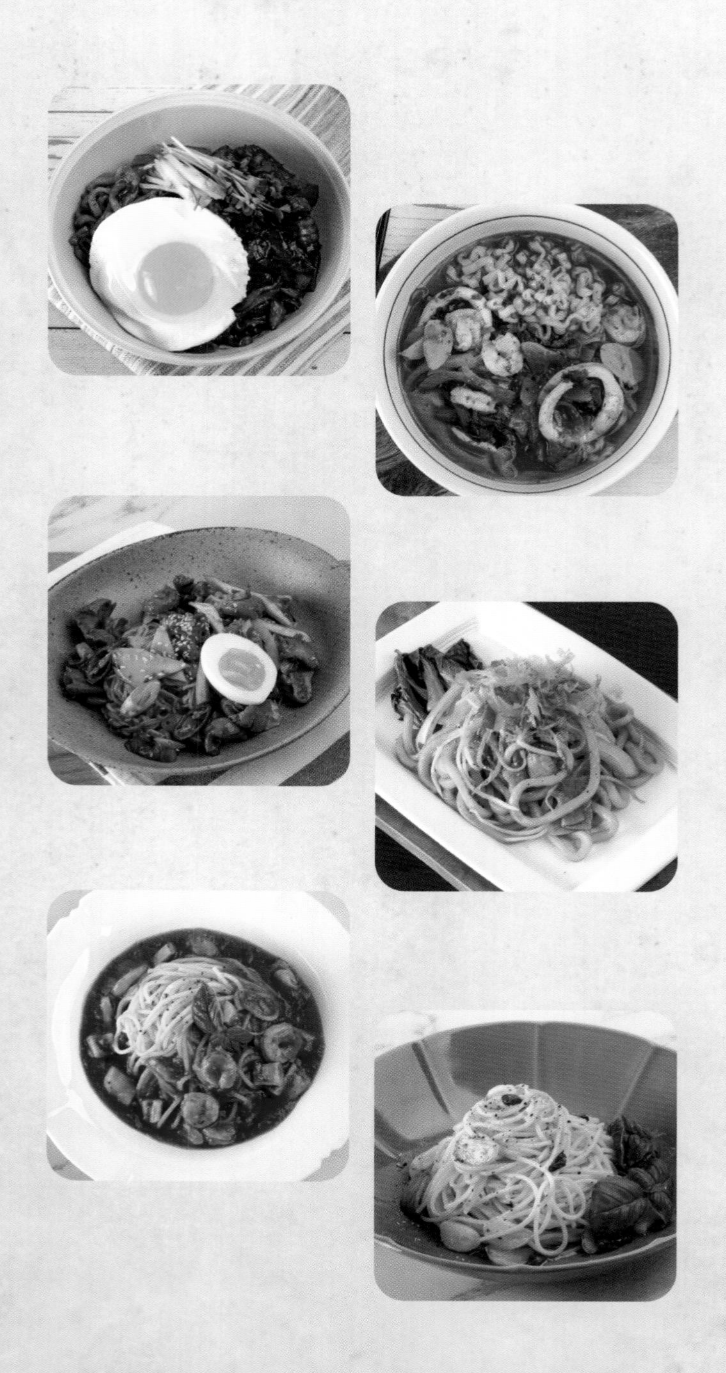

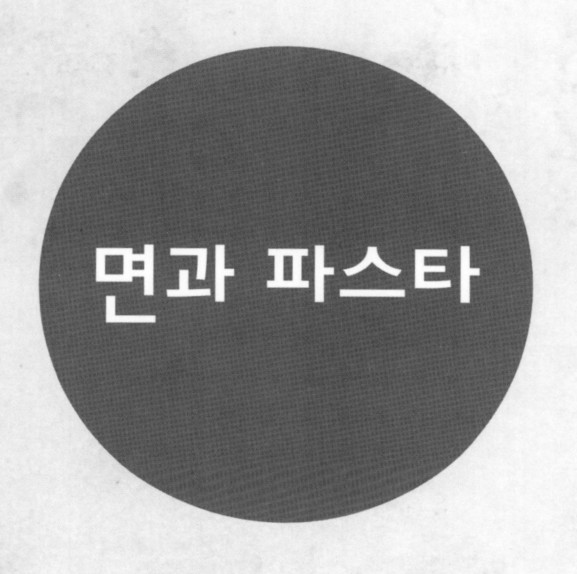

면과 파스타

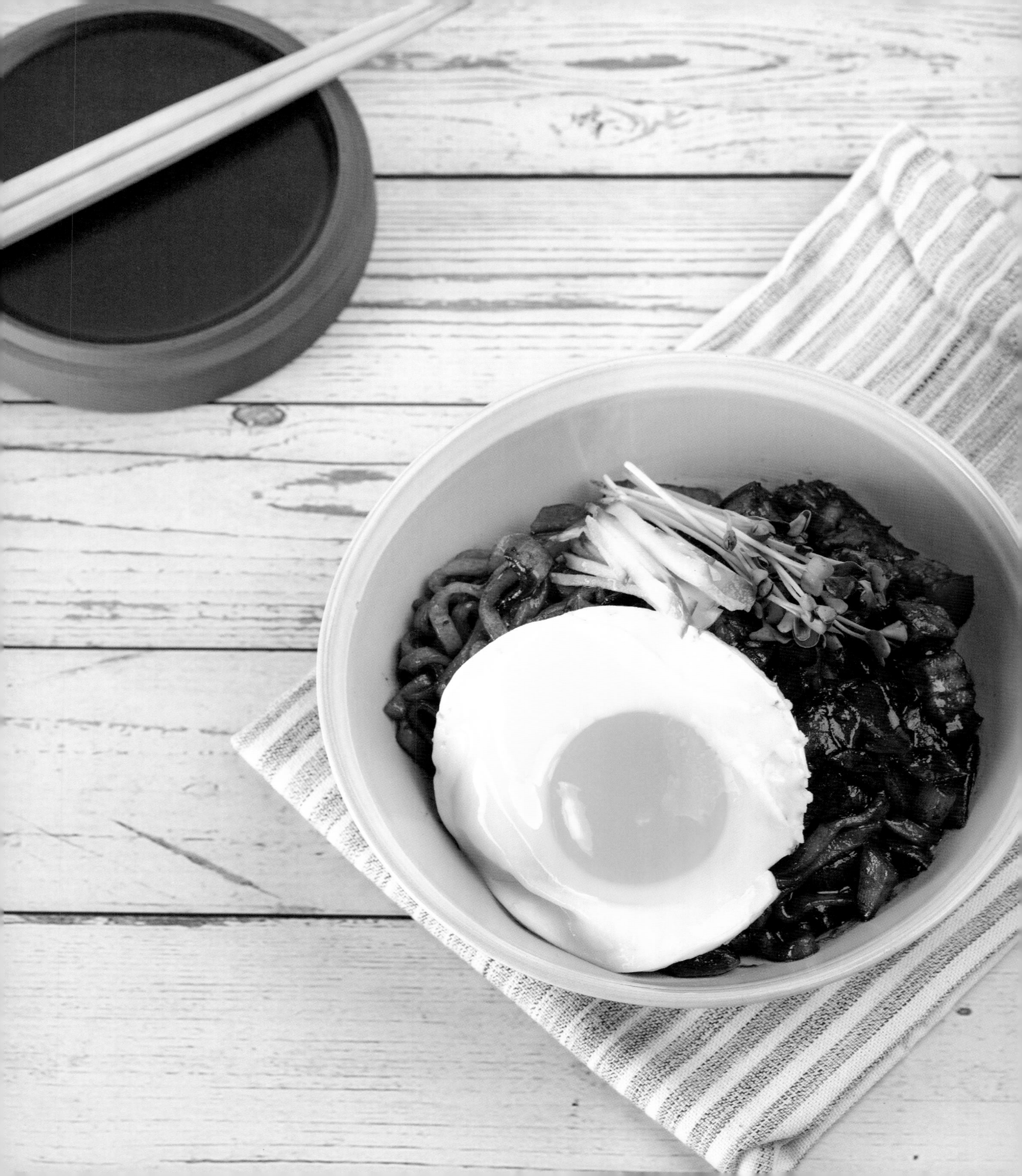

즉석 간짜장

짜장라면에 양파와 돼지고기를 듬뿍 넣어 집에서도 손쉽게 만들 수 있는 인생라면

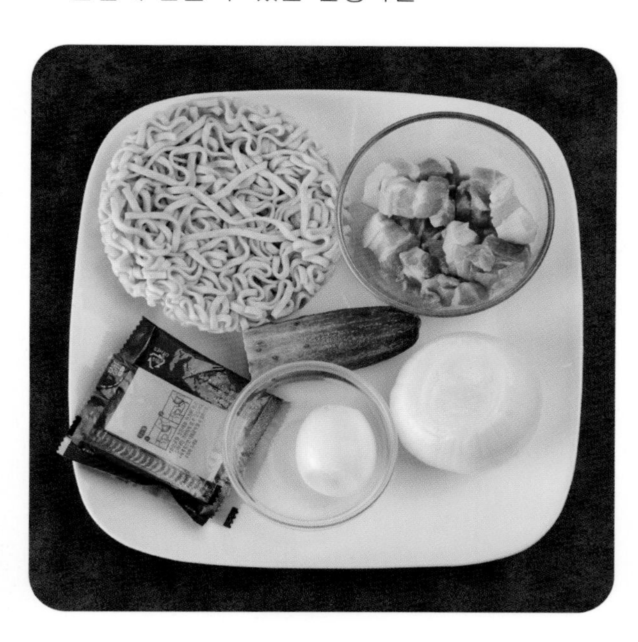

요리 고수의 비법

- 기호에 따라 양배추, 당근, 감자 등의 채소를 함께 넣어도 좋다.
- 매운맛을 원할 때는 청양고추나 고춧가루를 약간 뿌려 먹는다.
- 가루스프 대신 춘장을 기름에 충분히 볶고 설탕 약간을 넣어 텁텁한 맛을 없애어 사용한다.
- 춘장을 만드는 번거로움이 있으니 손쉽게 만들어 먹을 수 있는 짜장 라면을 이용한다.
- 가루스프는 면 개수보다 한 개 더 넣어 채소의 간이 싱겁지 않도록 한다.

/주재료/
짜장라면 면 1개

/부재료/
양파 1개
삼겹살 100g
오이 20g
달걀 1개
끓는 물

/양념/
짜장 스프 2개
식용유

만/들/기

1. 양파는 1.5cm 정도로 깍뚝썰고, 오이는 곱게 채썬다. 삼겹살은 2cm 간격으로 썬다.
2. 면을 익힐 물을 미리 올려둔다.
3. 팬에 식용유를 두르고 달걀 프라이를 반숙이 되도록 준비한다.
4. 팬을 달구어 기름을 두르고 양파 1/2과 돼지고기를 넣고 고기의 겉면이 익으면 나머지 양파를 넣고 볶는다.
5. 물이 끓으면 라면을 넣어 익힌다. 면수를 약간 덜어 고기와 양파 볶은 것에 넣고 가루스프를 넣어 잘 어우러지도록 볶는다.
6. 5.의 짜장볶음에 꼬들하게 익힌 면을 넣어 윤기나게 볶아낸다.
7. 큰 그릇에 간짜장 라면을 담고 오이채와 익힌 달걀을 넣는다.

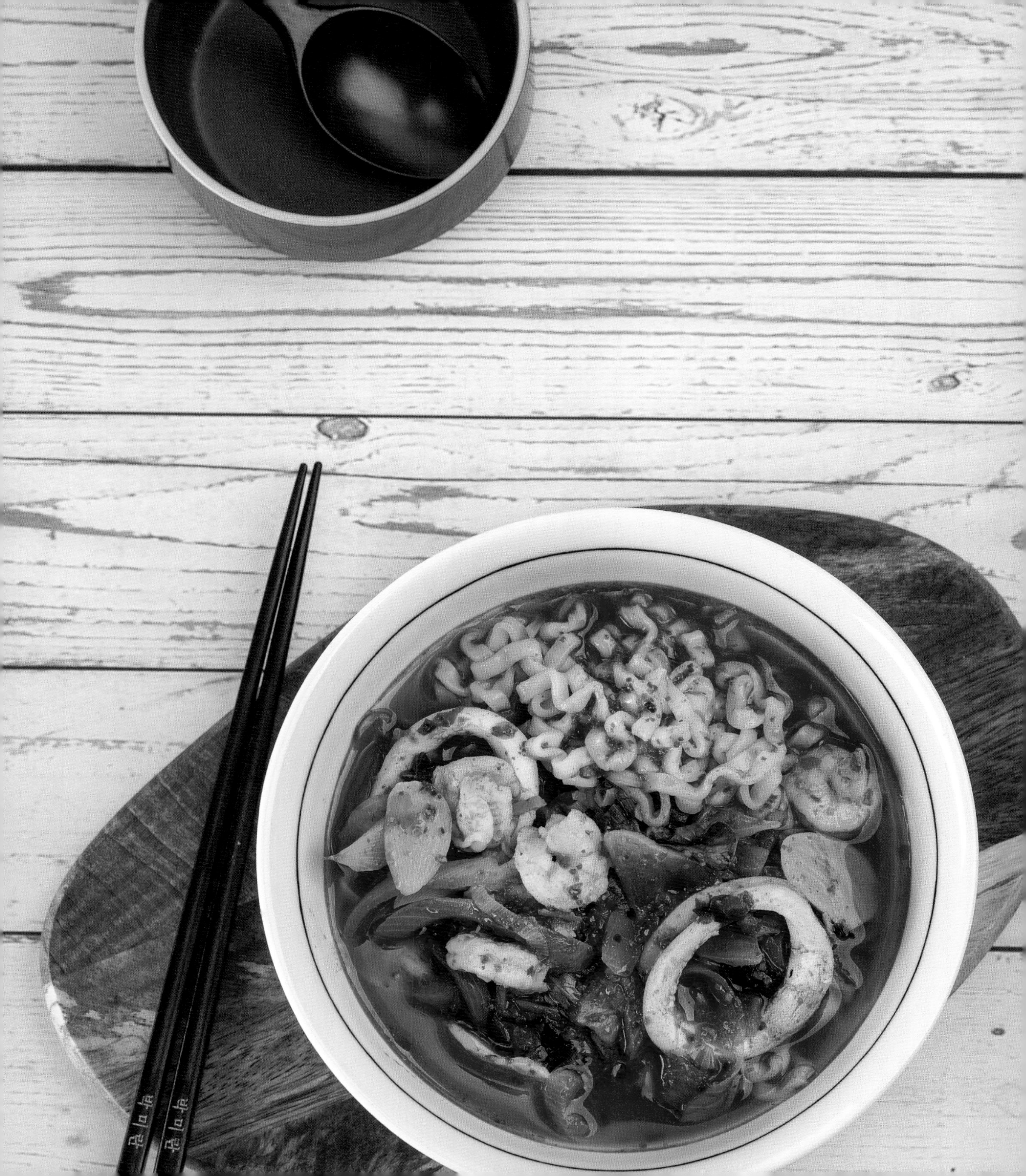

짬뽕라면

해물과 채소가 얼큰하게 어우러져 시원한 맛을 낸, 바다 냄새 물씬 특선 짬뽕라면

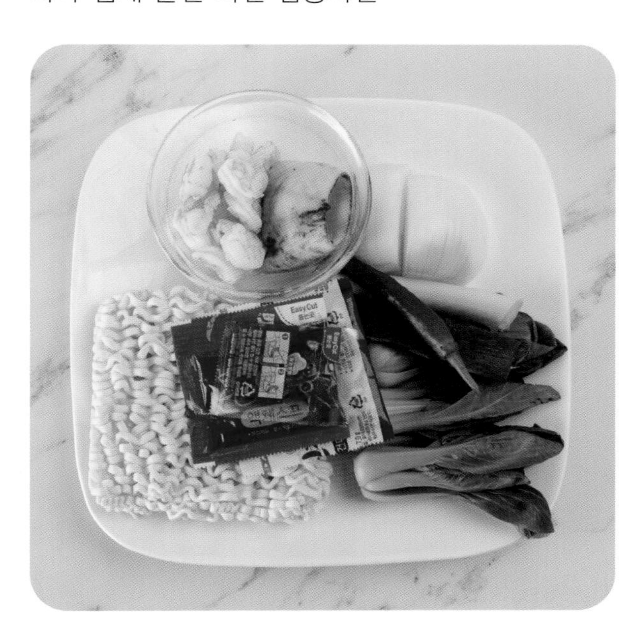

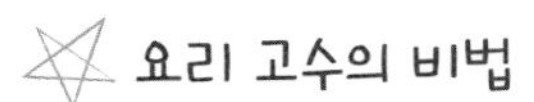

요리 고수의 비법

- 해산물은 홍합, 바지락, 모시조개를 넣어도 된다.
- 껍질을 손질한 후 잘 해감하여 넣도록 한다.
- 해산물은 별도로 익혀 낸 다음 거의 다 끓었을 때 넣어도 된다.
- 냉동 모듬 해물을 사용할 때는 해동하여 잘 헹구어 넣도록 한다.

/주재료/
짬뽕라면 면 1개

/부재료/
오징어 1개
냉동새우 50g
양파 1/4개
대파 20g
마늘 3쪽
청양고추 2개
청경채 2개
배추 50g
끓는 물

/양념/
스프 2개
식용유

만/들/기

1. 마늘은 편으로 썰고, 대파와 청양고추는 송송, 양파는 채썬다. 청경채와 배추는 먹기 좋은 크기로 썬다.
2. 오징어는 몸통에 손을 넣어 내장을 빼내고 다리를 분리하여 입을 제거한다. 몸통은 길이대로 반을 갈라 키친타월로 잡아당겨 껍질을 벗겨 헹궈 3cm 길이로 썬다.
3. 팬에 기름을 두르고 마늘, 파, 청양고추를 넣어 향이 나면 청경채, 배추, 양파를 넣어 센불에서 볶다가 채소의 숨이 죽으면 끓는 물과 라면스프를 넣어 끓인다.
4. 팔팔 끓으면 면과 해산물을 넣어 꼬들하게 익혀 낸다.

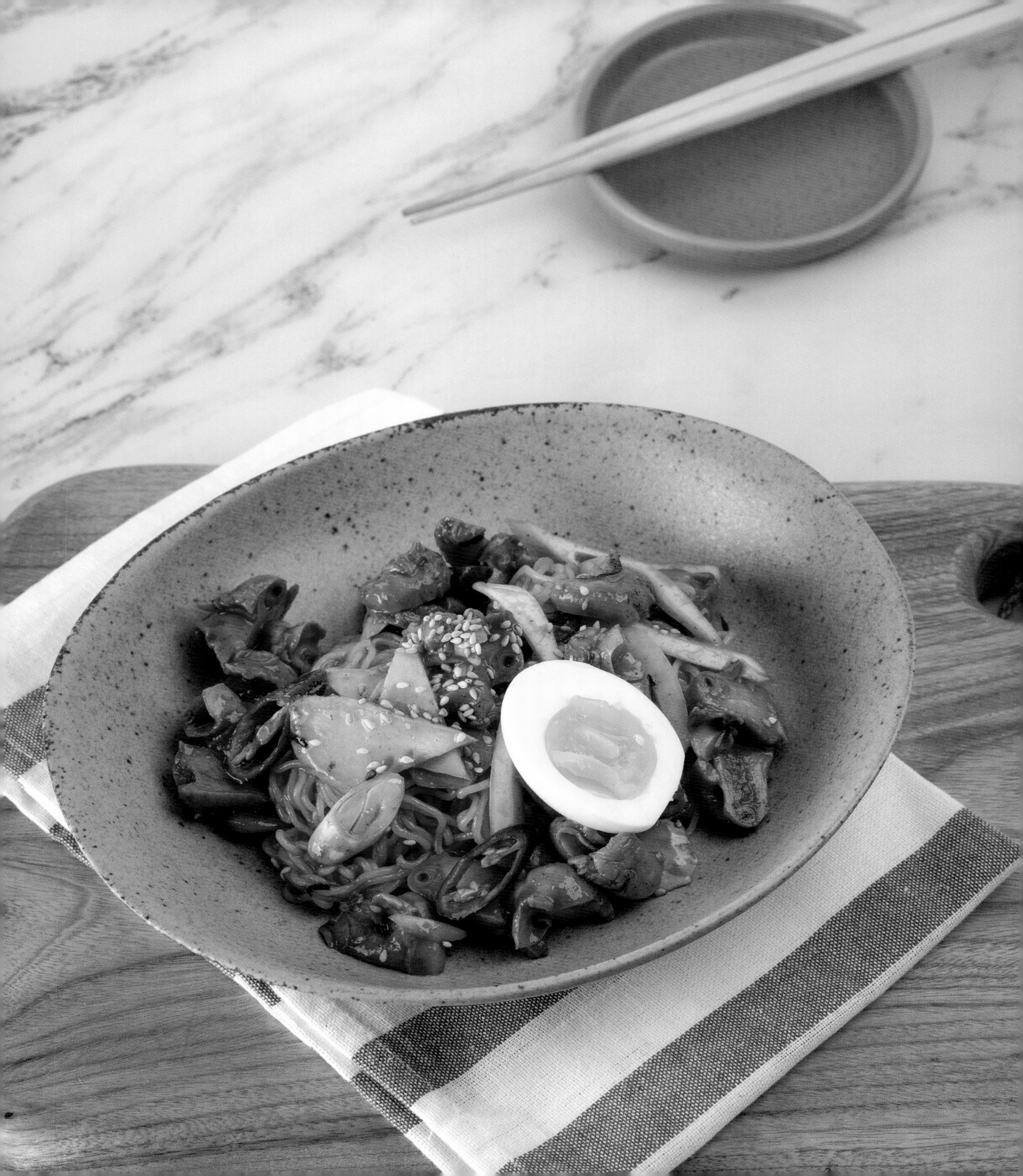

골뱅이비빔라면

골뱅이와 채소를 면과 함께 새콤달콤하게 무쳐 낸 입맛 돋우는 비빔라면

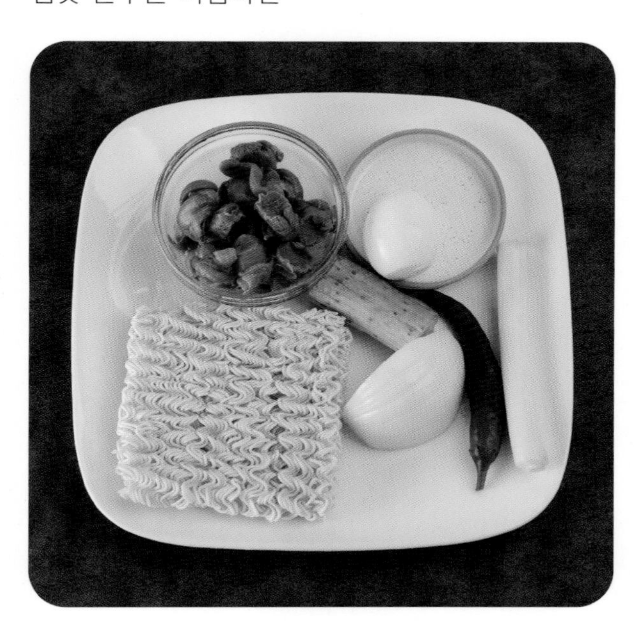

/주재료/
골뱅이(작은 통조림) 1통 (230g)
라면 사리 1개

/부재료/
오이 20g
양파 1/4개
대파 1/2대(파채 20g)
풋고추 1개
삶은 달걀 1개

/양념/
비빔양념장(시판용 비빔라면에 들어있는 소스)
참기름 1큰술
깨소금 약간
골뱅이 국물 3큰술

만/들/기

1. 골뱅이는 체에 받쳐 국물은 조금 남기고, 저며 썰거나 통째로 사용한다.
2. 오이는 반으로 갈라 어슷썰어 소금에 살짝 절이고, 양파는 반을 갈라 채썬다. 대파는 흰부분은 반을 갈라 심지를 빼내고 겹겹이 쌓아 돌돌 말아 얇은 채로 썰어 양파와 함께 찬물에 담가 매운맛을 뺀다.
3. 풋고추는 반을 갈라 씨를 빼고 어슷하게 썬다. 삶은달걀도 잘라 준비한다.
4. 라면 사리는 끓는 물에 살짝 삶아 재빨리 건져 비벼 씻어 체에 받쳐 물기를 뺀다.
5. 큰 볼에 골뱅이와 모든 재료를 합하여 비빔양념장과 골뱅이 국물을 약간 넣어 무친다. 여기에 참기름, 깨소금을 넣어 접시에 담는다.
6. 골뱅이를 무쳐 낸 볼에 라면 사리를 넣어 살짝 비벼 골뱅이 무침 옆에 담아낸다. 삶은 달걀 자른 것을 얹어낸다.

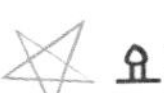 요리 고수의 비법

- 골뱅이만 무쳐도 되고, 북어포나 오징어 진미채를 넣어도 좋다.
- 양배추, 당근, 깻잎 등의 채소를 넣어도 좋다.
- 비빔라면에 들어갈 양념이 없으면 고춧가루와 고추장을 넣어 만든다(고춧가루 1큰술, 고추장 2큰술, 간장 1/2큰술, 설탕 1큰술, 식초 1큰술, 참기름 1큰술, 깨소금 약간, 골뱅이 국물 3큰술).

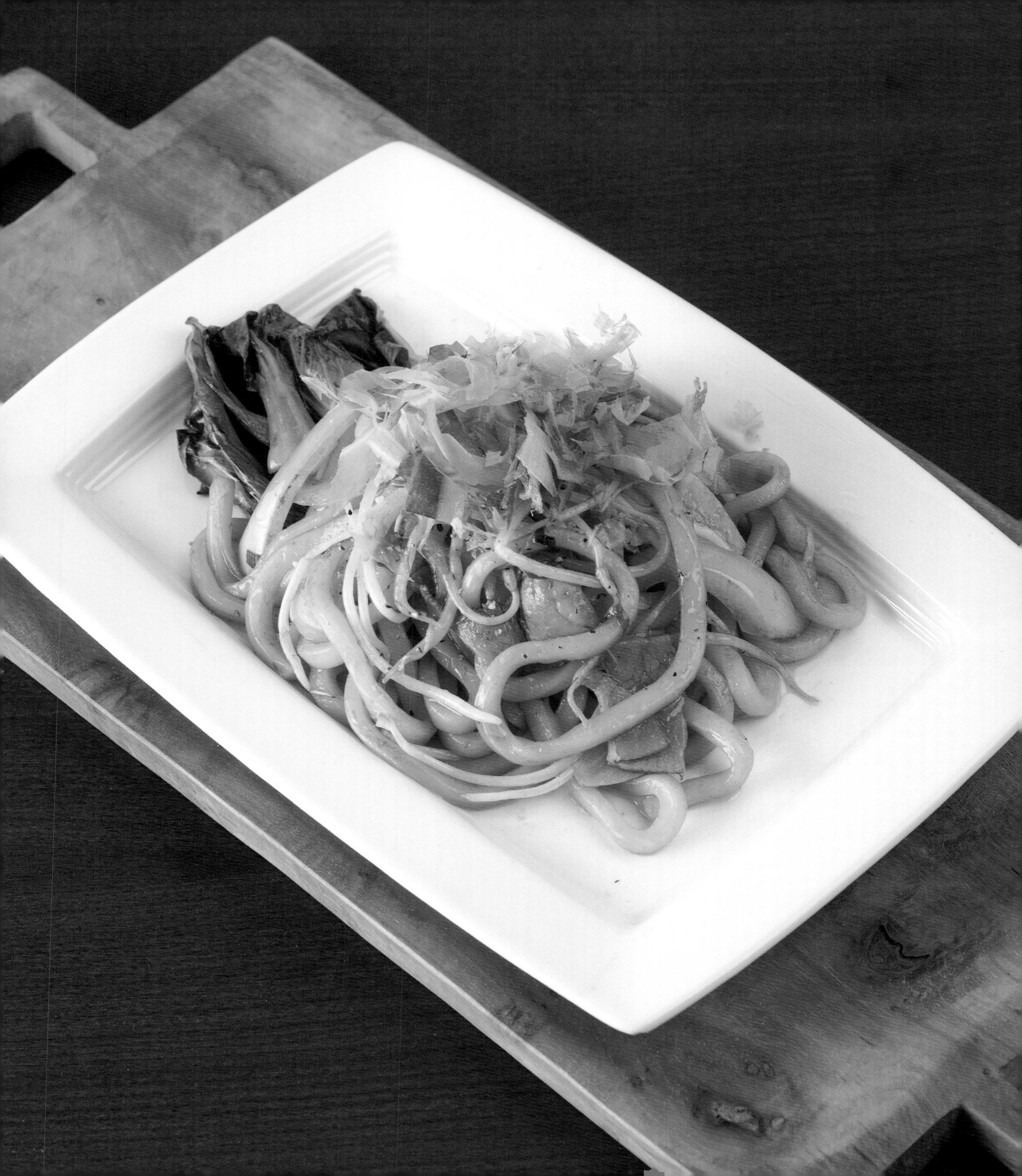

볶음우동

우동면에 베이컨, 채소, 볶음 우동소스를 넣어 파향이 나도록 볶아낸 일본식 야끼우동

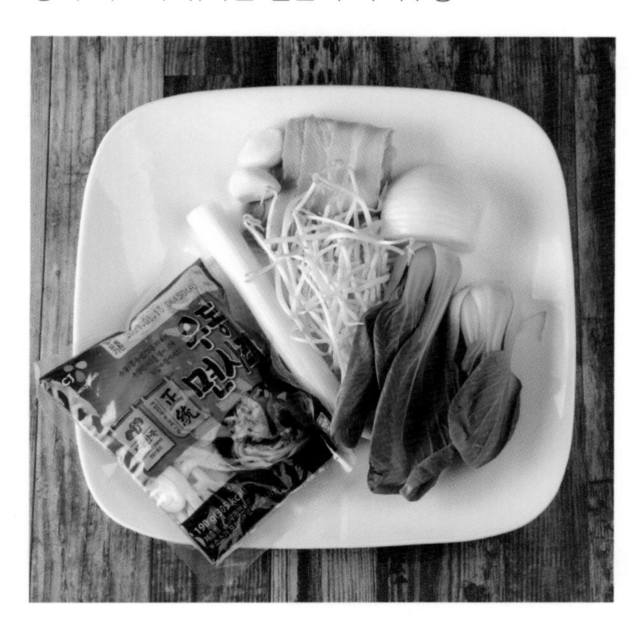

/주재료/
우동면 1봉(200g)

/부재료/
베이컨 2장
양파 1/4개
숙주나물 50g
청경채 30g
대파 1대
마늘 2톨
가쯔오부시 약간

/양념/
야끼 우동소스 1큰술
소금, 후춧가루 약간
식용유

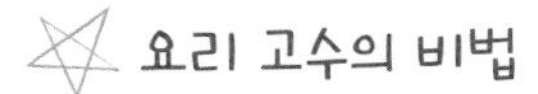

요리 고수의 비법

- 우동면은 데쳐서 물기를 없애 식용유로 버무려 달라붙거나 불는 것을 방지하도록 한다.
- 야끼우동소스 대신에 굴소스, 바비큐소스, 돈까스소스를 이용해도 된다.
- 가쯔오부시는 훈제된 가다랭이포로, 지퍼팩에 넣어 밀봉해서 냉동실에 넣어두고 쓴다.
- 중국부추(호부추), 돼지고기, 새우 등을 넣어도 된다.

만/들/기

1. 끓는물에 우동국수를 넣어 삶아내어 물기를 없앤다.
2. 숙주는 씻어 건지고, 양파 · 청경채는 채썰고, 마늘은 편으로 대파는 송송 썬다. 베이컨은 2cm 정도로 썬다.
3. 달구어진 팬에 식용유을 두르고 마늘, 대파 썬 것을 넣어 향이 나도록 센불에서 볶는다.
4. 베이컨, 양파, 숙주를 넣고 센불에서 볶다가 우동국수와 야끼우동소스를 넣어 볶는다.
5. 끝으로 청경채를 넣고 간을 보아 소금, 후춧가루로 맛을 낸다.
6. 접시에 담고 가쯔오부시를 올린다.

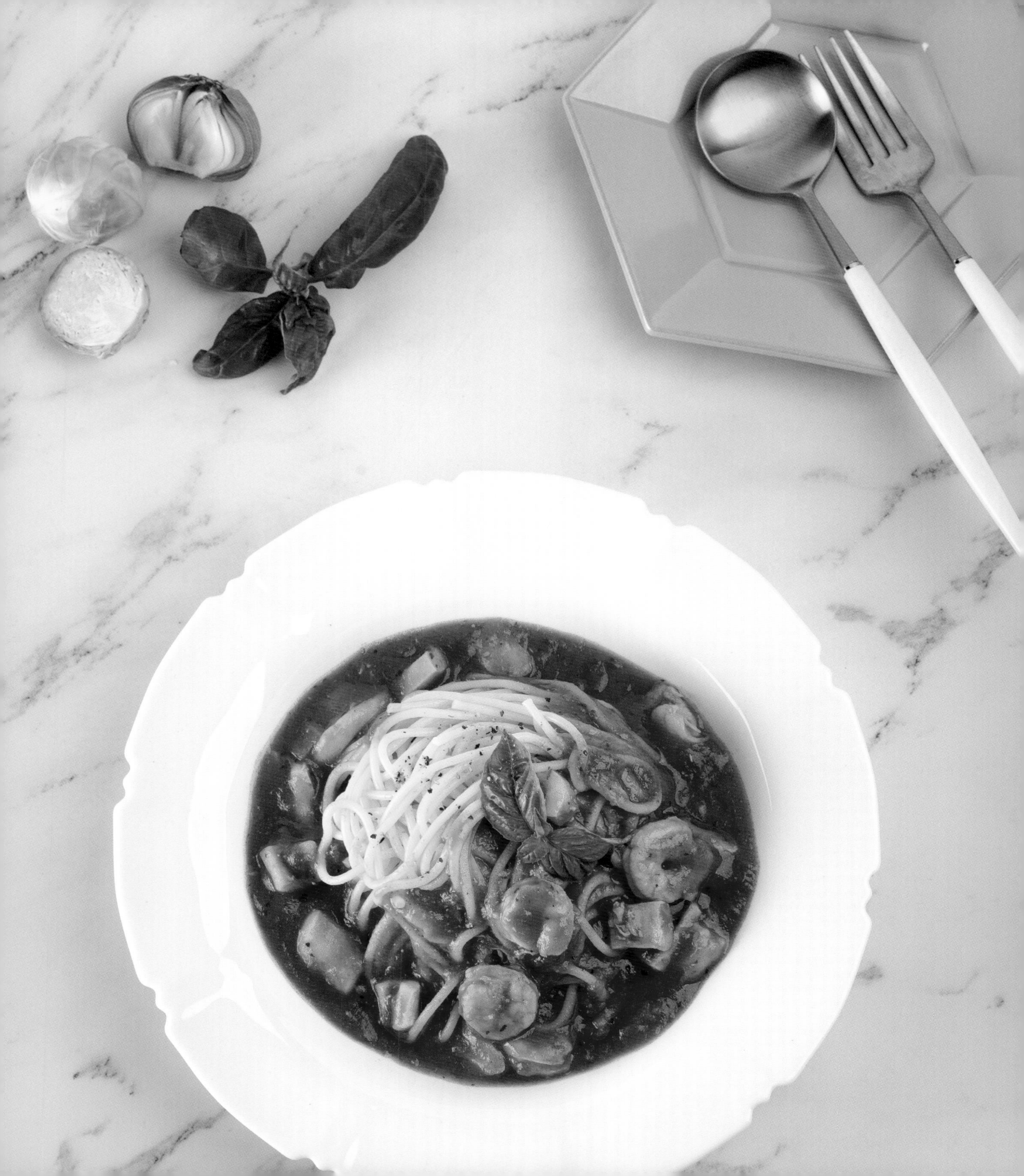

해물토마토파스타

토마토소스에 오징어와 새우살을 곁들인 해산물 스파게티

요리 고수의 비법

- 스파게티는 끓는 물에 소금을 넉넉히 넣어 맛이 간간할 정도로 하고, 약간의 심이 있도록 우들우들 알덴테로 삶아야 한다.
- 해산물은 계절에 따라, 기호에 따라 얼마든지 다른 해산물을 넣을 수 있다(홍합, 모시조개, 바지락, 관자살, 바지락 등).

토마토 소스 만들기

재료 : 토마토 홀 300g, (엑스트라 버진)올리브유 30g, 마늘 3쪽, 양파 1/4개, 바질잎 5장, 오레가노 약간, 파슬리 약간, 설탕 1큰술, 소금, 후춧가루 약간

① 팬에 올리브유를 두르고 마늘 향을 낸 다음 꺼내고, 다진 양파를 천천히 볶는다

② 홀토마토를 으깨어 넣고 걸쭉한 농도가 될 때까지 끓여 소금, 후춧가루, 설탕으로 간하고 다진 바질과 파슬리를 넣어 완성한다. 생올리브유를 조금 넣어 잘 혼합하여 사용한다

/주재료/

파스타 면 1인분(80g)
마늘 2쪽

/부재료/

방울토마토 5개
오징어 1/2마리
새우살 50g
(냉동 모듬해물 100g)

/양념/

토마토 소스(시판용) 1/2병 (200g)
올리브유 2큰술
소금, 후춧가루 약간
파슬리 약간
끓는 물 (생수)

만/들/기

1. 끓는 물 1L에 소금 1/2큰술을 넣고 스파게티면을 넣고 약 7분간 알덴테로 삶는다.
2. 육수는 냄비에 올려 데워 놓는다.
3. 방울토마토는 반으로 자르거나 1/4로 자르고, 마늘은 칼등으로 으깬다. 오징어와 새우살은 끓는 물에 익혀 물기를 없앤다.
4. 팬에 올리브유를 두르고 마늘을 넣어 향을 내어 볶다가 썰어 놓은 방울토마토와 토마토소스를 넣어 약불에서 천천히 끓인다.
5. 여기에 삶은 면과 해산물, 후춧가루를 약간 넣어 간이 잘 배이도록 함께 볶는다.
6. 그릇에 완성된 토마토파스타를 돌려 담고 파슬리 가루를 뿌려낸다.

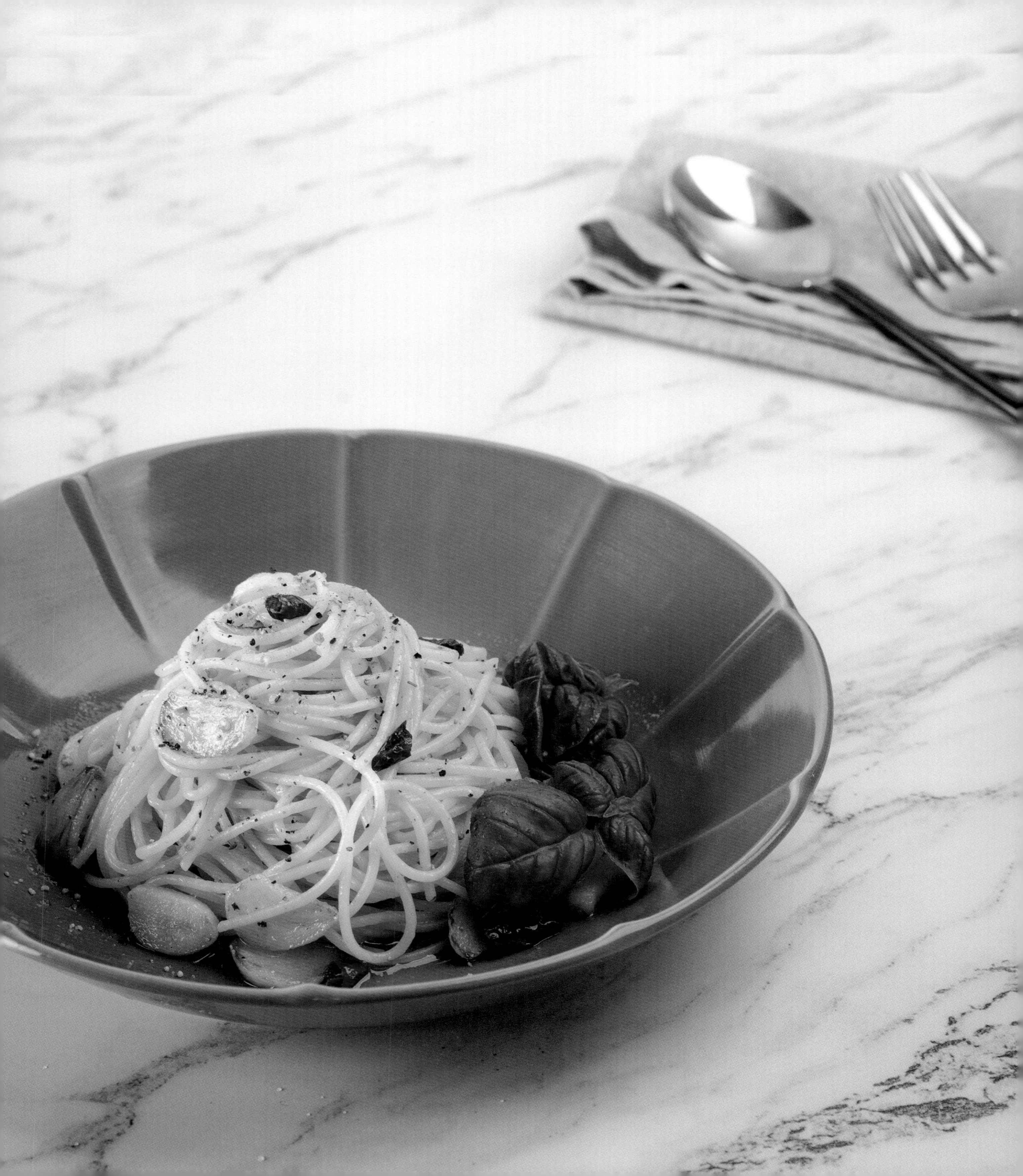

알리오올리오

매콤한 고추와 마늘 향미의 깔끔한 맛을 느낄 수 있는 오일스파게티

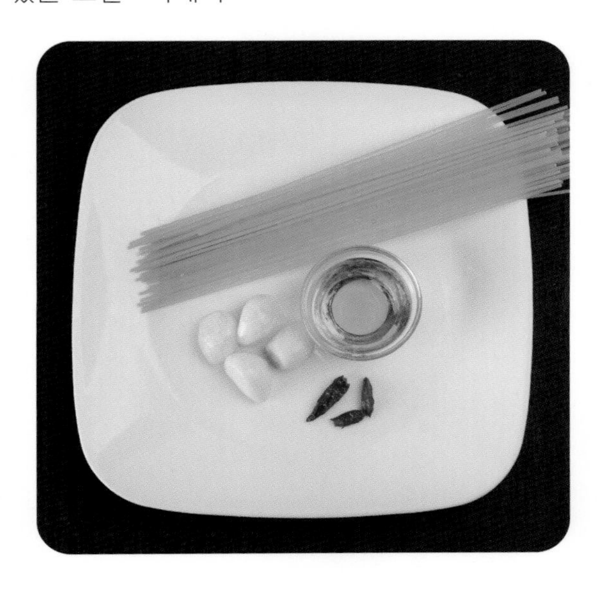

요리 고수의 비법

- 면을 알덴테로 삶고 적절한 매콤함과 촉촉한 수분, 마늘향의 오일소스가 잘 배어야 한다. 시판용 바질 페스토를 넣어도 좋다.
- 맑은 육수는 파스타뿐만 아니라 여러 가지 요리에 사용되므로 미리 준비하여 냉장고에 보관하여 쓴다.

맑은 육수 만들기

재료 : 마늘, 당근, 샐러리, 양파, 통후추, 월계수 잎(타임, 로즈마리 잎)

모든 재료들을 얇게 썰어 찬물부터 약한 불로 서서히 끓인다(살을 바르고 남은 닭의 뼈를 함께 넣어도 된다).

/주재료/

파스타 면 1인분(80g)
마늘 4쪽

/부재료/

페페론치노(peperoncino) 2개
육수 1/2 컵

/양념/

올리브유 2큰술
소금, 후춧가루 약간
바질잎(또는 파슬리) 약간
끓는 물(생수)

만/들/기

1. 끓는 물1L에 소금 1/2큰술을 넣고 스파게티면을 넣고 약 7분간 알덴테로 삶는다.
2. 육수는 냄비에 올려 데워 놓는다.
3. 마늘은 편으로 썬다
4. 팬에 올리브유를 두르고 마늘 편을 넣고 노릇하게 익힌다. 여기에 페페론치노를 부수어 넣고 약불에서 고추가 타지 않도록 볶다가 육수 1/2 컵과 삶은 면, 소금, 후춧가루를 약간 넣어 간이 잘 배도록 함께 볶는다.
5. 그릇에 완성된 파스타를 돌려 담고 바질잎을 얹어 낸다.

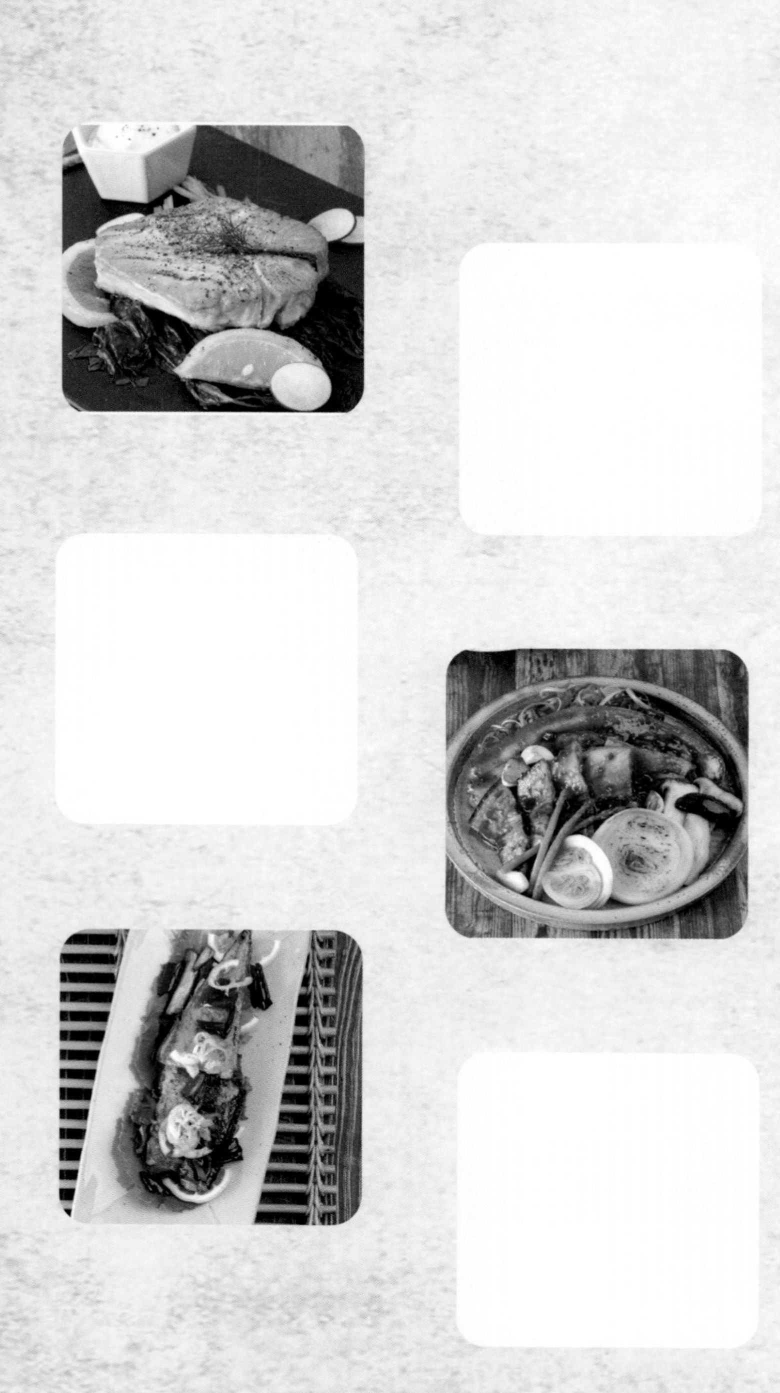

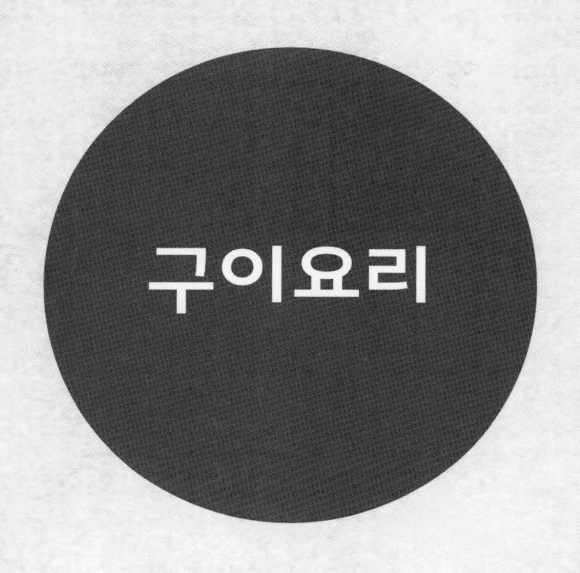
구이요리

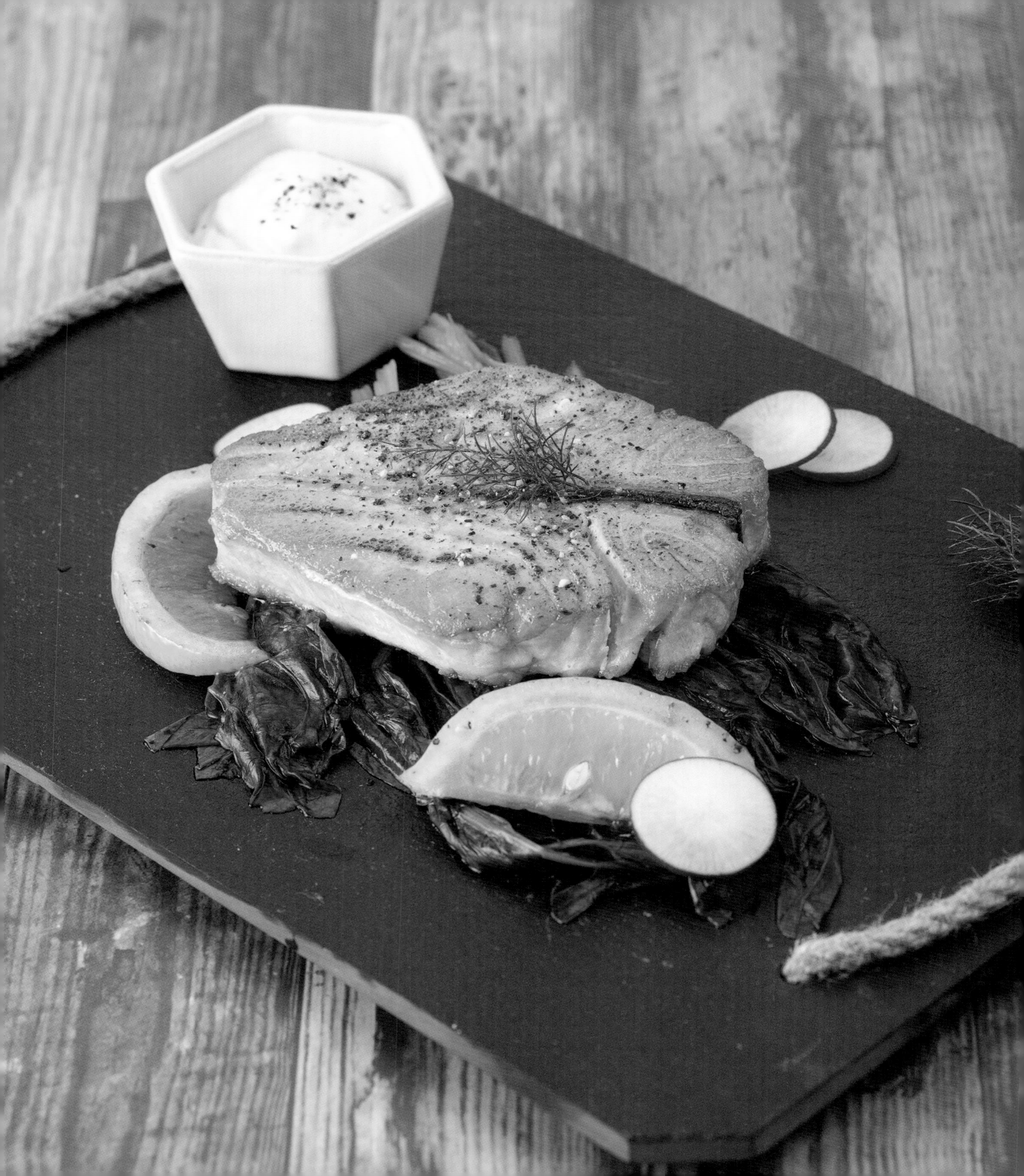

연어스테이크

마리네이드한 연어를 노릇하게 구워 부드럽고 담백하게 먹을 수 있다. 겉은 바삭하고 안은 촉촉하게 구워진 연어를 샐러드 채소와 함께 먹는다.

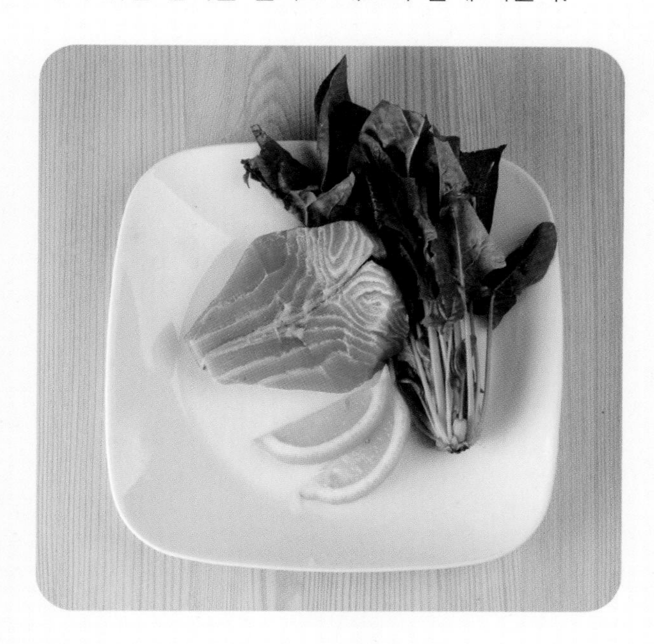

요리 고수의 비법

- 냉동 연어는 충분히 해동하여 물기를 제거한 다음 조리한다.
- 구울 때는 자주 뒤집지 말고 한쪽 면이 노릇하게 지져지면 뒤집어 나머지 한쪽을 굽는다.
- 마리네이드(marinade) : 고기나 생선을 조리하기 전에 맛을 들이거나 부드럽게 하기 위해 오일과 허브 등에 재워두는 것
- 아스파라거스, 버섯, 브로컬리 등을 곁들여도 좋다.
- 타르타르소스는 양파, 삶은달걀, 피클, 피망 등을 곱게 다져 마요네즈와 레몬즙을 섞어 만든다.

/주재료/
연어 1토막(150g)

/부재료/
샐러드 채소 100g
레몬 약간

/양념/
올리브유 2큰술
버터 1/2큰술
소금(허브솔트) 약간
후춧가루 약간

/소스/
시판용 타르타르 소스

만/들/기

1. 연어는 물기를 거두어 소금, 후춧가루로 밑간하여 올리브유로 마리네이드한다.
2. 샐러드 채소는 흐르는 물에 씻어 물기를 빼둔다.
3. 달궈진 팬에 버터를 두르고 마리네이드한 연어를 노릇하게 구워준다.
4. 큰 접시에 샐러드 채소를 담고 잘 구워진 연어와 타르타르 소스를 뿌려낸다. 레몬 슬라이스를 곁들인다.

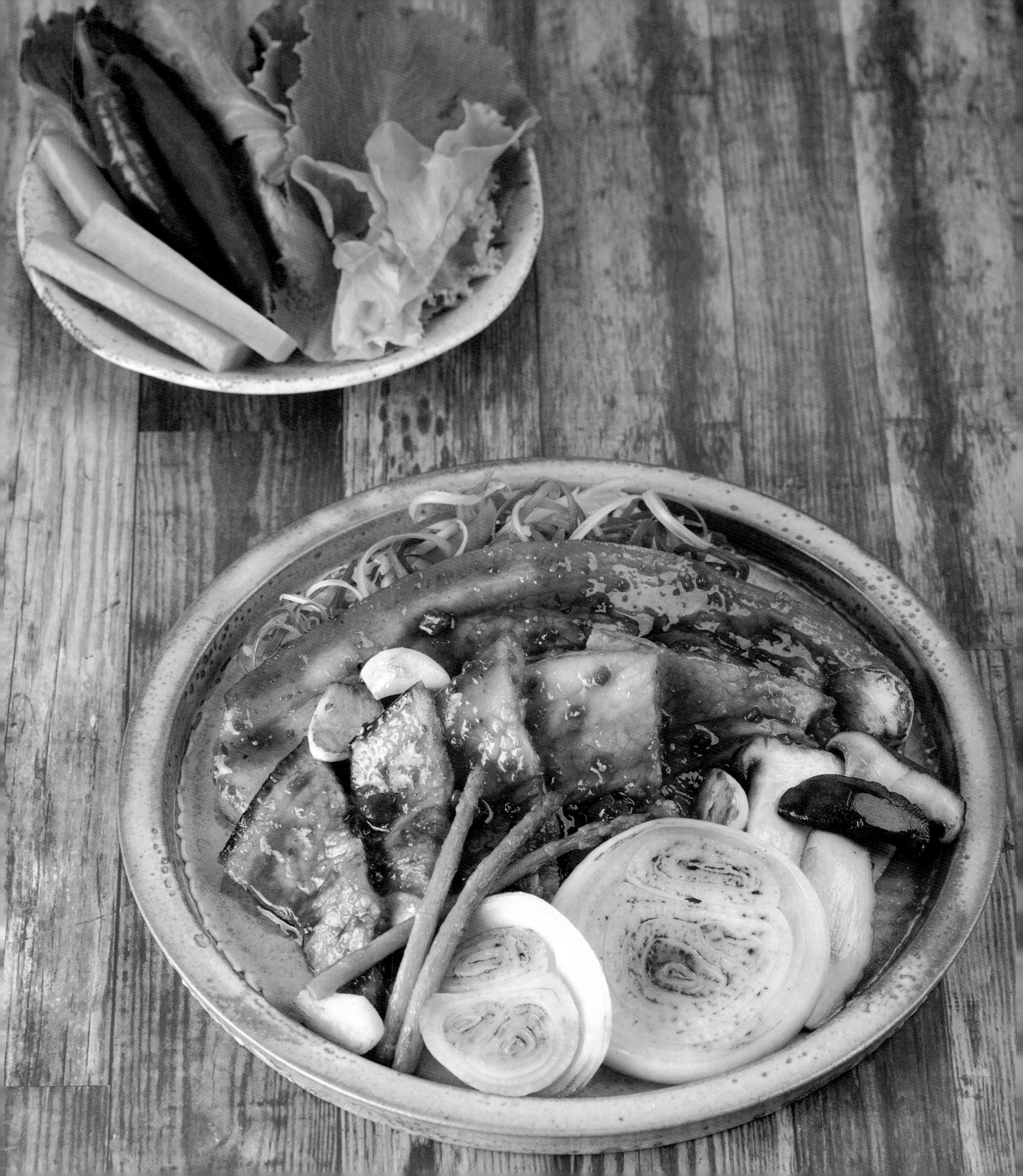

된장삼겹살구이

부드럽고 고소하게 익힌 삼겹살은 양념하지 않고 기름장에 찍어 먹어도 좋지만, 된장 양념을 하여 쌈채소와 함께 먹으면 별미이다.

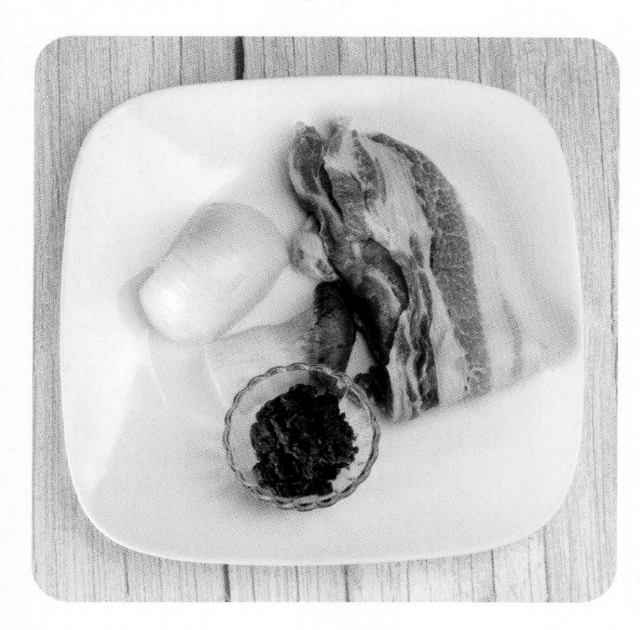

요리 고수의 비법

기름장 : 참기름 1큰술, 소금 · 후춧가루

/주재료/

삼겹살 200g

/부재료/

새송이버섯(양송이) 1개
양파 50g

/양념/

된장 양념 된장 1/2큰술
조미술(맛술) 1큰술
참기름 약간
물 1큰술

만/들/기

1. 삼겹살은 4cm 길이로 자른다
2. 새송이버섯은 0.5cm 두께로 썬다. 양파는 굵은 채로 썰고 부추는 4cm 길이로 썬다
3. 된장에 조미술과 참기름을 섞어서 된장 양념장을 만들어 삼겹살의 밑간으로 한다
4. 달군 팬에 된장 양념한 삼겹살을 얹고 양면을 고루 익힌다. 버섯과 채소를 함께 굽는다.
5. 쌈채소와 함께 곁들여낸다.

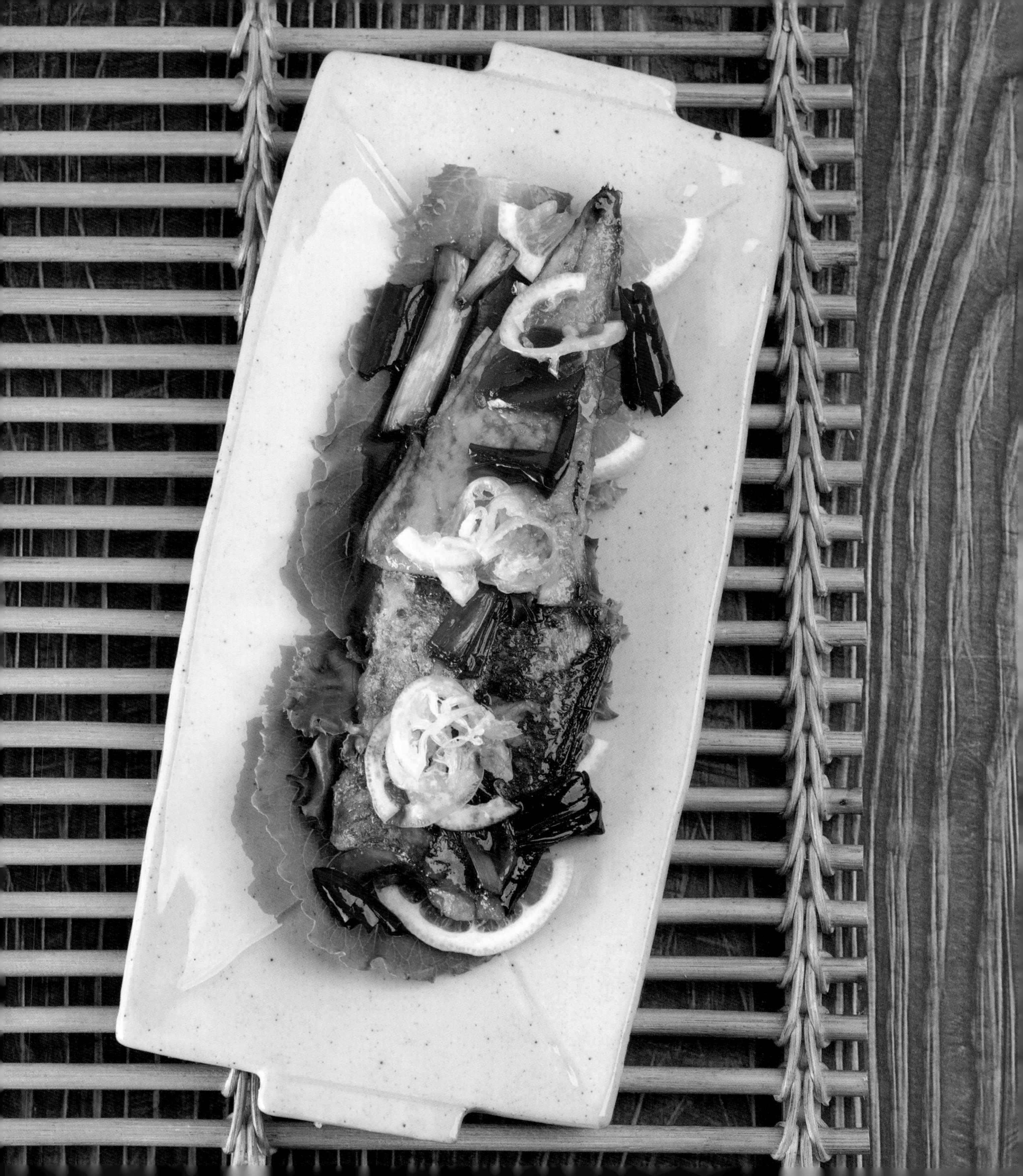

삼치데리야끼

단짠의 조합이 어울리는 혼자 해먹기 일품인 생선 요리

요리 고수의 비법

- 삼치 손질법 : 삼치는 머리와 지느러미를 자른 뒤 내장을 꺼내고 통째로 씻어 키친타올로 물기를 없앤다. 뱃살과 가시를 제거한 다음 뼈 있는 부분을 중심으로 3장뜨기한다.
- '데리'란 윤기 또는 광택, '야키'는 구이라는 뜻이다.
- 시판용 데리야끼소스를 이용해도 된다.
- 삼치 대신 연어, 쇠고기, 닭고기, 채소 등으로 만들어 먹어도 된다.

/주재료/
삼치 150g
소금 약간

/부재료/
마늘 3톨
생강 10g
파채 한줌

/양념/
간장 2큰술
물 2큰술
청주 2큰술
조미술(미향, 미림) 1큰술
설탕 1큰술
물엿 1큰술(레몬청 1큰술)
식용유

만/들/기

1. 손질한 삼치를 구입하여 흐르는 물에 씻어 식초물에 잠깐 헹궈 물기를 없애고 밑간한다(가시가 있는지 확인).
2. 파채는 씻어 준비하고, 마늘과 생강은 편으로 준비한다
3. 프라이팬에 기름을 넉넉히 두르고 준비해둔 삼치를 앞뒤로 노릇이 지져 접시에 잠시 꺼내어 둔다
4. 프라이팬에 간장과 물, 청주, 조미술, 설탕, 마늘, 생강편을 넣고 끓어 오르면 지져 둔 삼치를 넣어 윤기나게 조려준다(걸쭉한 농도를 원할 때는 전분가루를 물에 풀어 넣어도 좋다). 데리소스를 발라가며 구워도 좋다
5. 파채를 곁들여 내거나 냉장고에 레몬청이 있다면 데리소스에 넣어 향긋한 단맛을 내도록 한다.

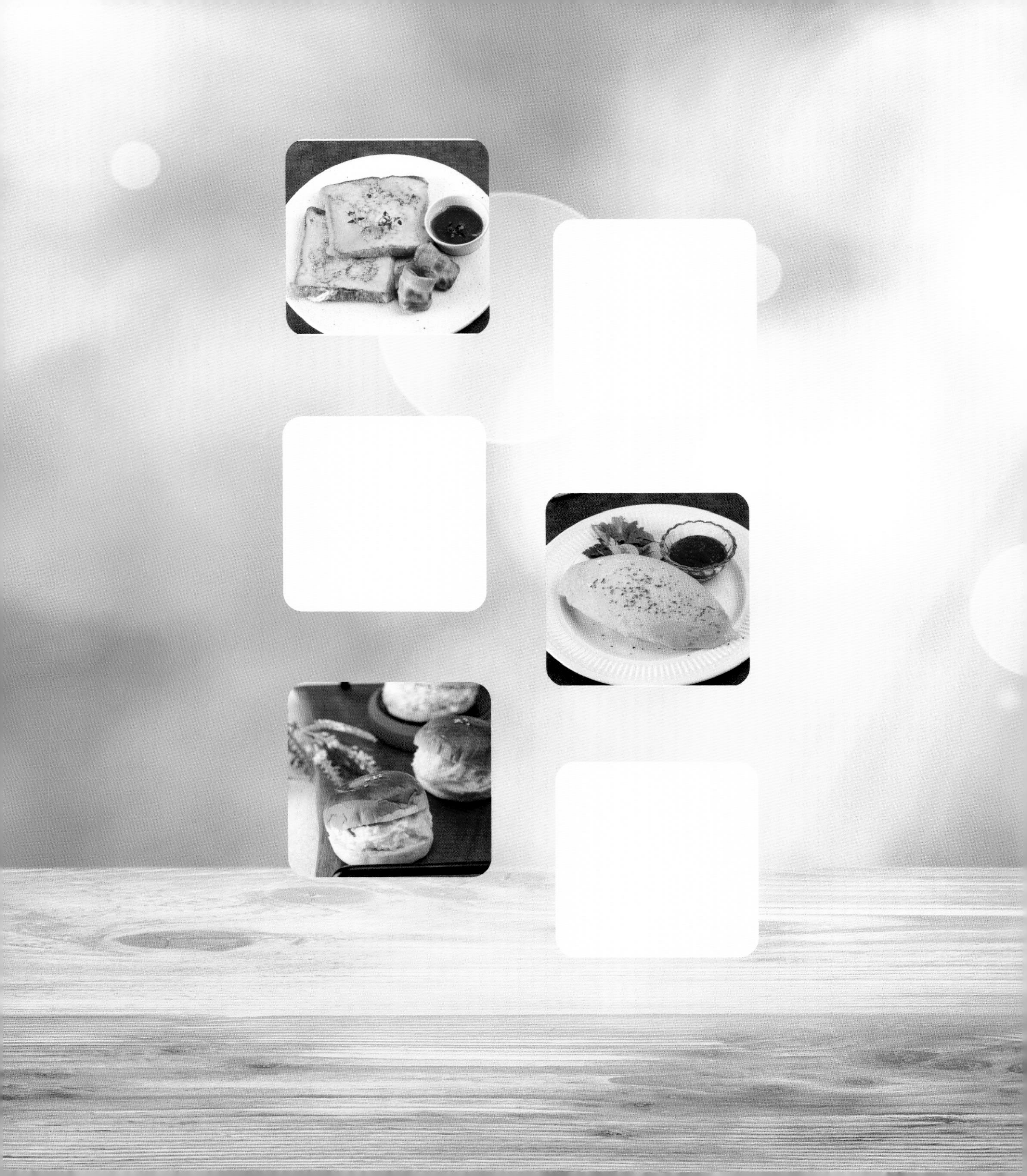

모닝메뉴

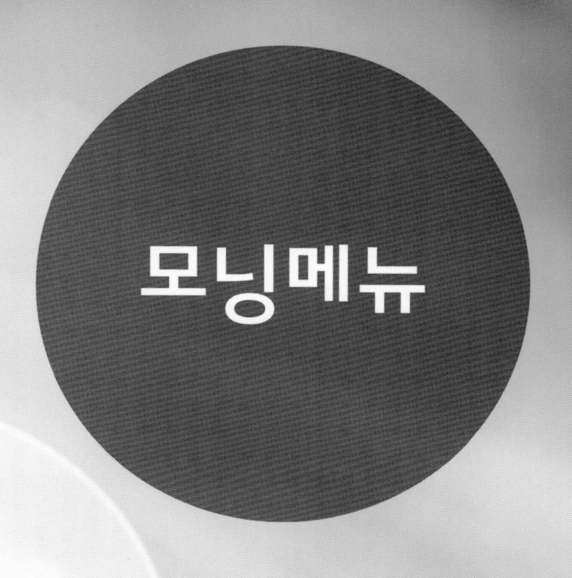

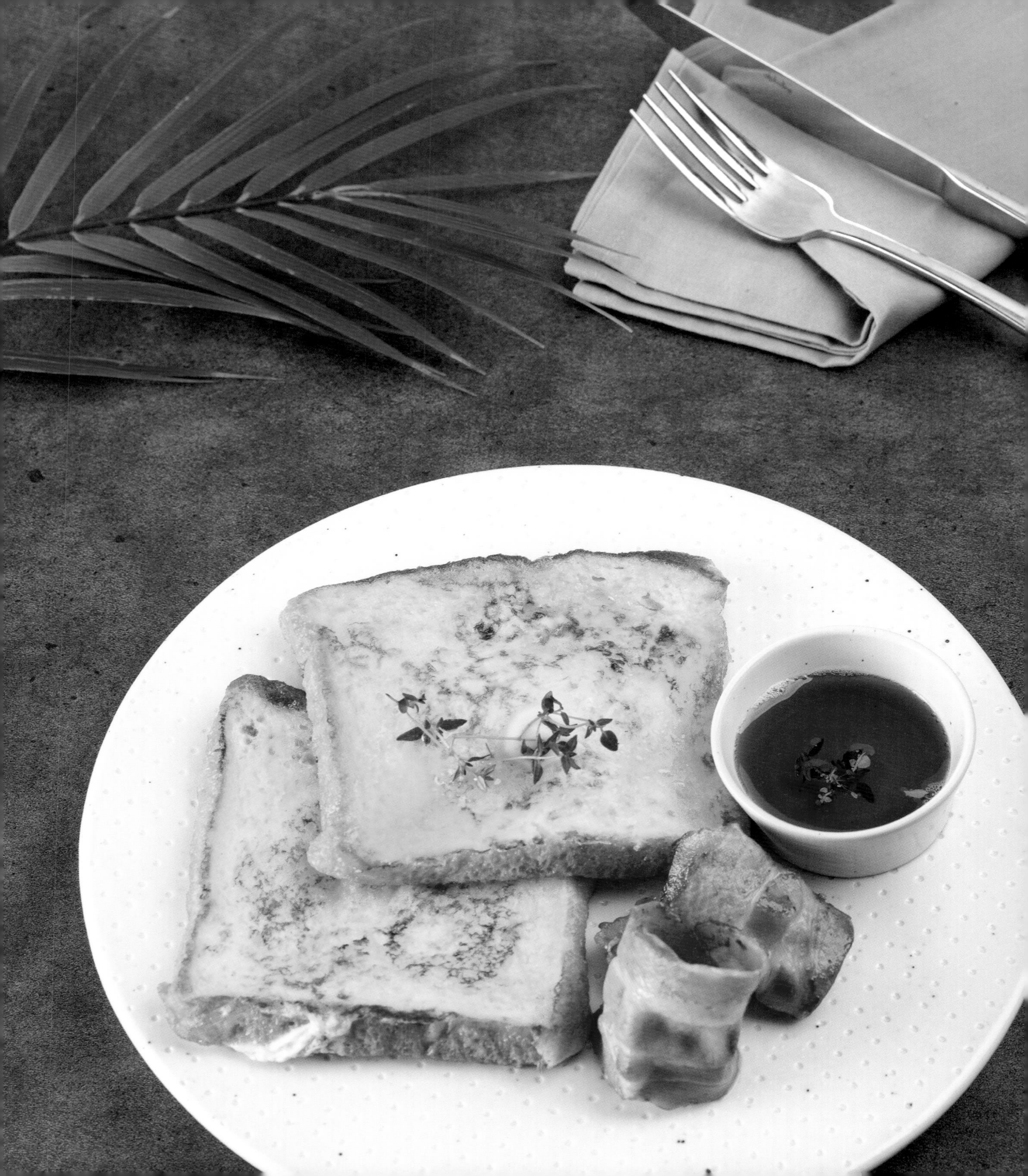

프렌치토스트

식빵을 달걀, 우유물에 담궈 살짝 구워내어 메이플 시럽을 뿌려 베이컨과 곁들여 먹는다.

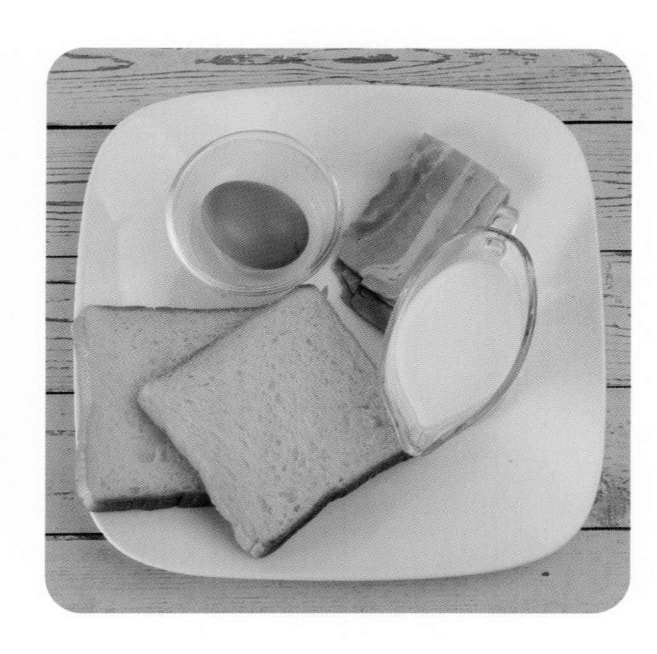

/주재료/
식빵 2장

/부재료/
우유 1/5컵
달걀 1개
베이컨 2장

곁들임
메이플 시럽

/양념/
버터, 소금 약간
설탕 1/2작은술

만/들/기

1. 식빵은 그대로 또는 반으로 자르거나 삼각형으로 자른다.
2. 달걀은 우유 1/5컵과, 설탕 1/2 작은술, 소금 약간과 함께 잘 푼다.
3. 달군 팬에 버터를 두르고 달걀물에 식빵을 담구어 양면을 노릇하게 구워낸다.
4. 베이컨도 구워 옆에 곁들인다. 메이플시럽을 뿌려 먹는다.

요리 고수의 비법

토스트에 시나몬가루나 시럽을 끼얹어 먹기도 한다.

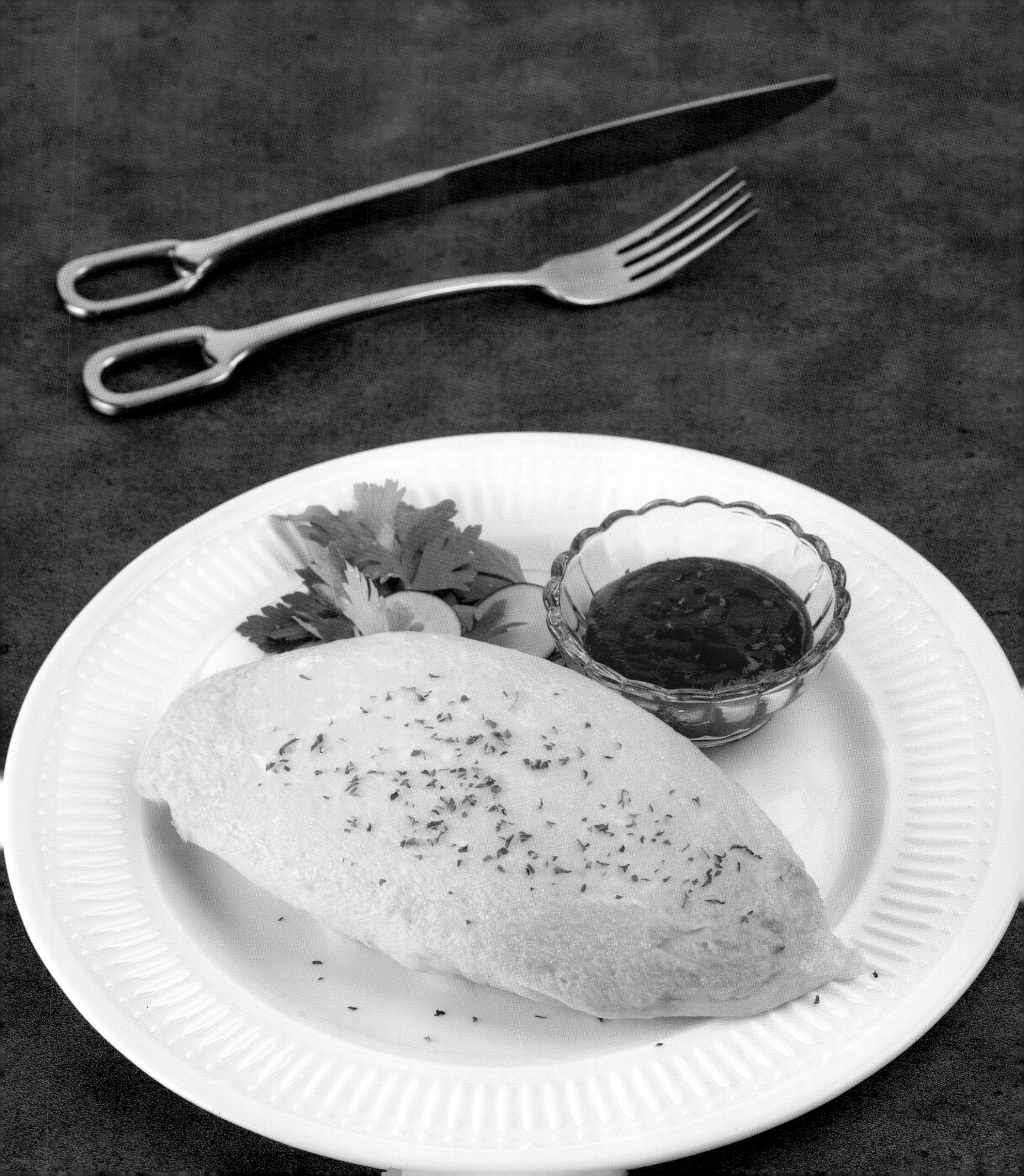

오무라이스

밥과 채소를 함께 볶아낸 것 위에 달걀을 얇게 부쳐 씌운 요리

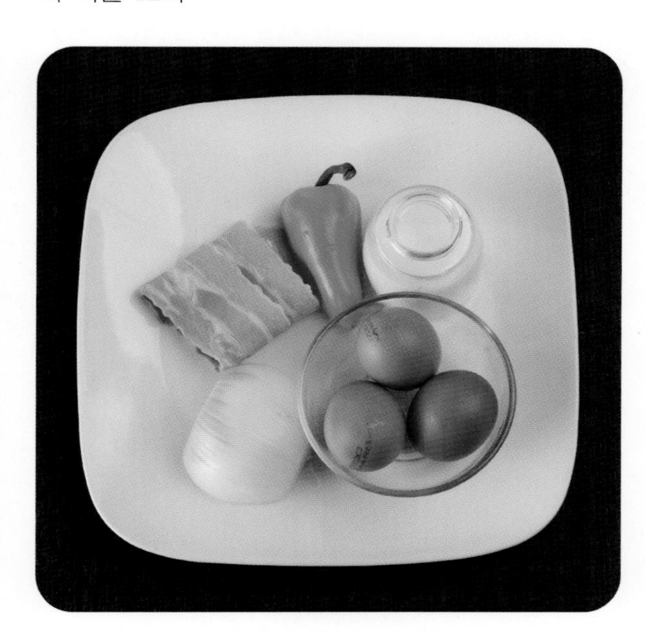

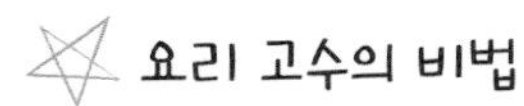 요리 고수의 비법

- 안쪽은 반숙이 되도록 만들어 접시에 엎어 담아 거즈로 모양을 잡기도 한다.
- 오믈렛은 달걀을 기본으로 한 플레인 오믈렛부터 가지가지 재료 (치즈 등)를 넣어 수많은 오믈렛을 만들 수 있다.
- 중요한 것은 달걀을 얼마나 부드럽게 익히는 것이다.
- 뜨거울 때 먹도록 한다.

/주재료/
밥 1공기
달걀 3개
우유 3큰술

/부재료/
베이컨 1줄
양파 20g
피망 10g

/양념/
소금 약간
후춧가루 약간
버터 1/2큰술
식용유 약간

만/들/기

1. 달걀에 우유를 넣고 소금, 후춧가루를 넣고 포크로 잘 풀어준다.
2. 베이컨은 다지고 양파, 피망, 토마토를 0.5cm 정도로 굵게 다진다.
3. 달군 팬에 버터를 넣어 녹인 후 베이컨, 양파, 피망을 넣어 볶다가 밥을 넣고 케첩으로 간하여 볶는다.
4. 팬에 식용유를 두르고 풀어 놓은 달걀물을 넣고 스크램블처럼 젓가락으로 휘젓다가 볶은 재료를 넣고 프라이팬을 두들겨가며 타원형(럭비공 모양)으로 만든다.

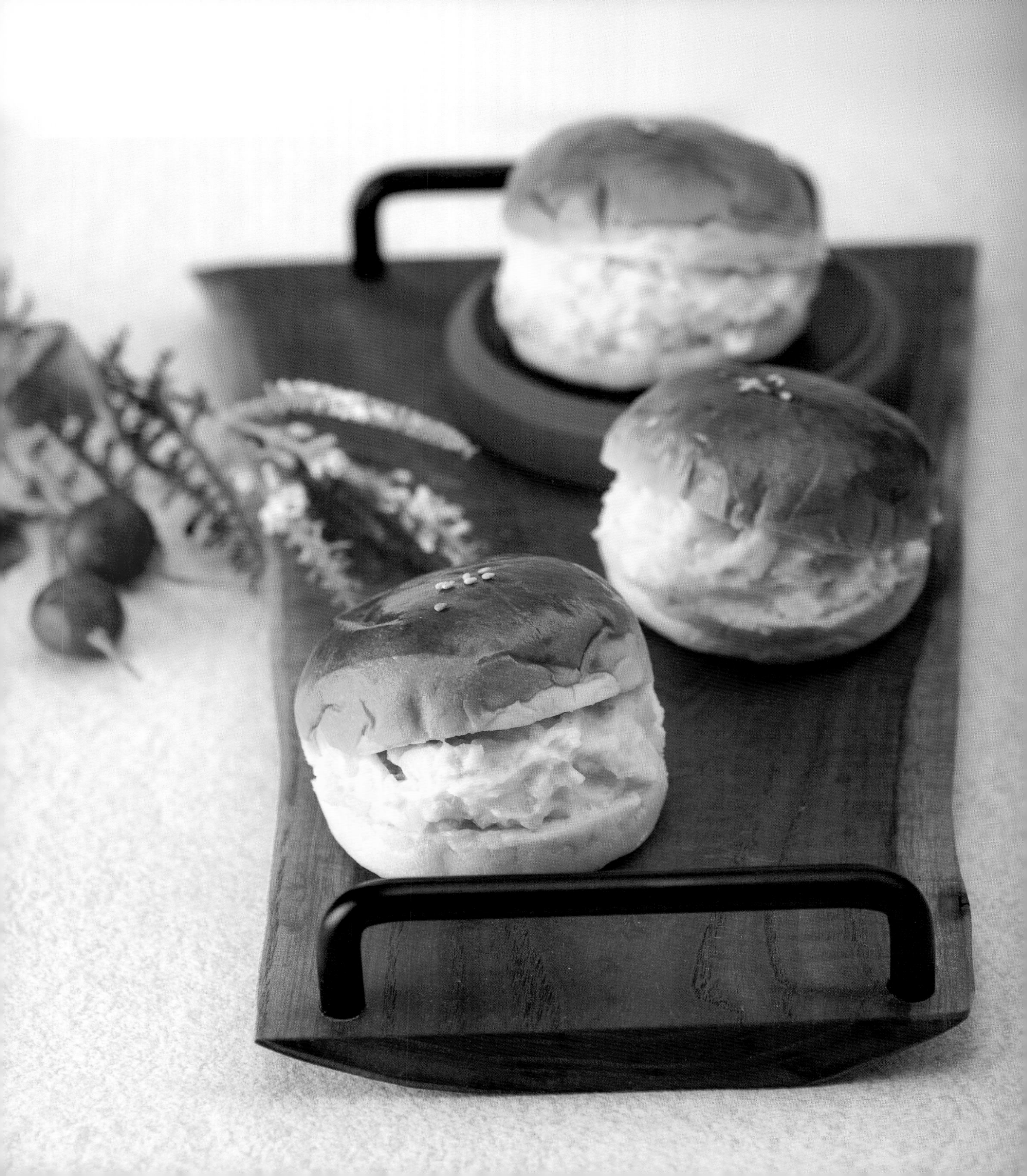

모닝빵샌드위치

간식 또는 식사 대용으로 좋은, 작지만 알찬 감자에그 샌드위치

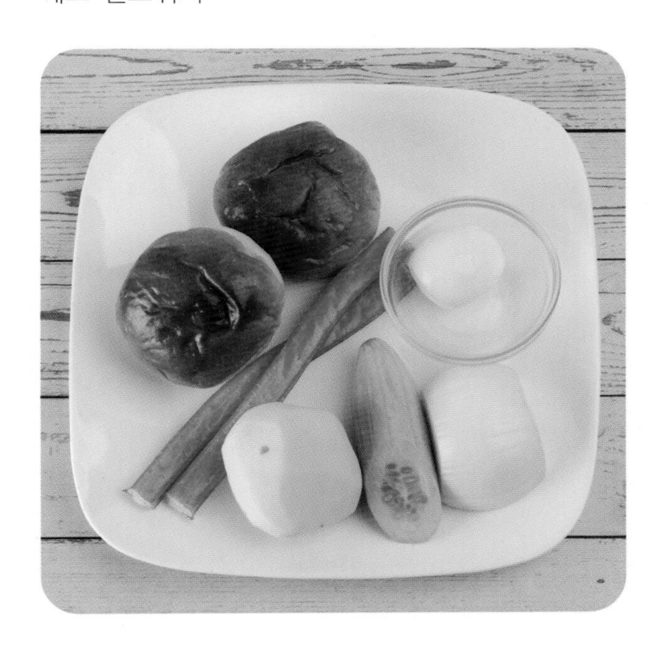

요리 고수의 비법

- 모닝빵 대신 바게뜨빵 속을 파내어 그 안에 감자샐러드와 파낸 속빵을 함께 섞어 넣어 터널 샌드위치로 만들어도 좋다.
- 채소는 다진 것 대신 채로 썰어 준비해도 좋다.

/주재료/
모닝빵 3개

/부재료/
감자 1개
오이 1/2개
양파 1/4개
맛살(햄) 30g
삶은 달걀 1개

/양념/
마요네즈 3큰술
설탕 1/2작은술
소금 약간
후춧가루 약간

만/들/기

1. 모닝빵은 반을 갈라 준비한다.
2. 감자는 껍질을 벗겨 크게 잘라 냄비나 전자레인지에 삶아 뜨거울 때 설탕 1/2작은술을 넣고 으깬다.
3. 오이는 얇게 썰어 소금에 살짝 절여 물기를 없앤 후 다지고, 양파, 맛살, 삶은 달걀은 곱게 다진다.
4. 으깬 감자와 3.의 다진 재료들에 마요네즈와 소금, 후춧가루를 넣어 잘 섞는다.
5. 준비된 모닝빵에 감자샐러드를 넣어 작고 간편한 샌드위치로 만든다.

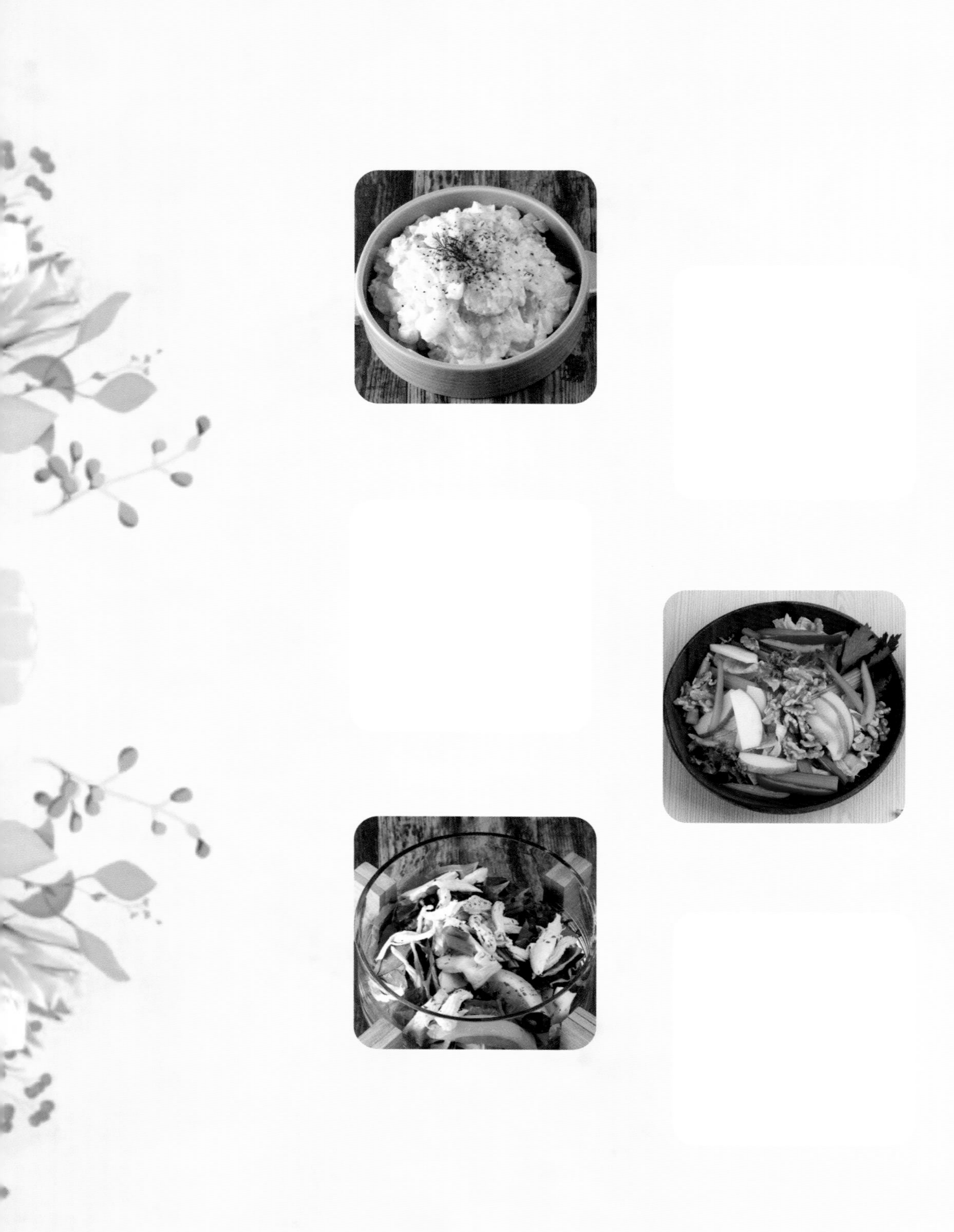

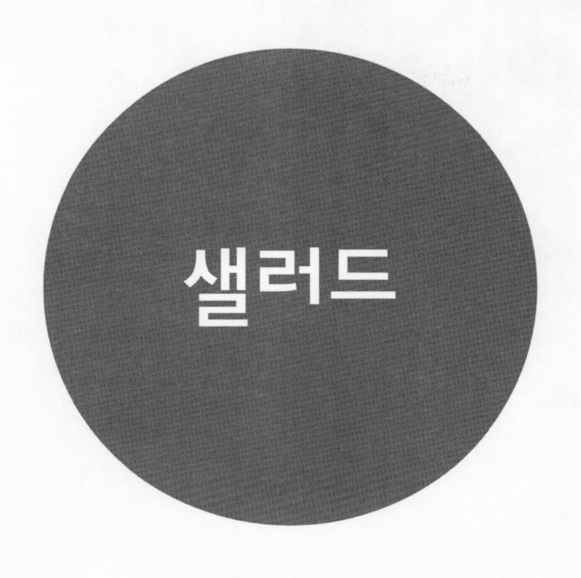

샐러드

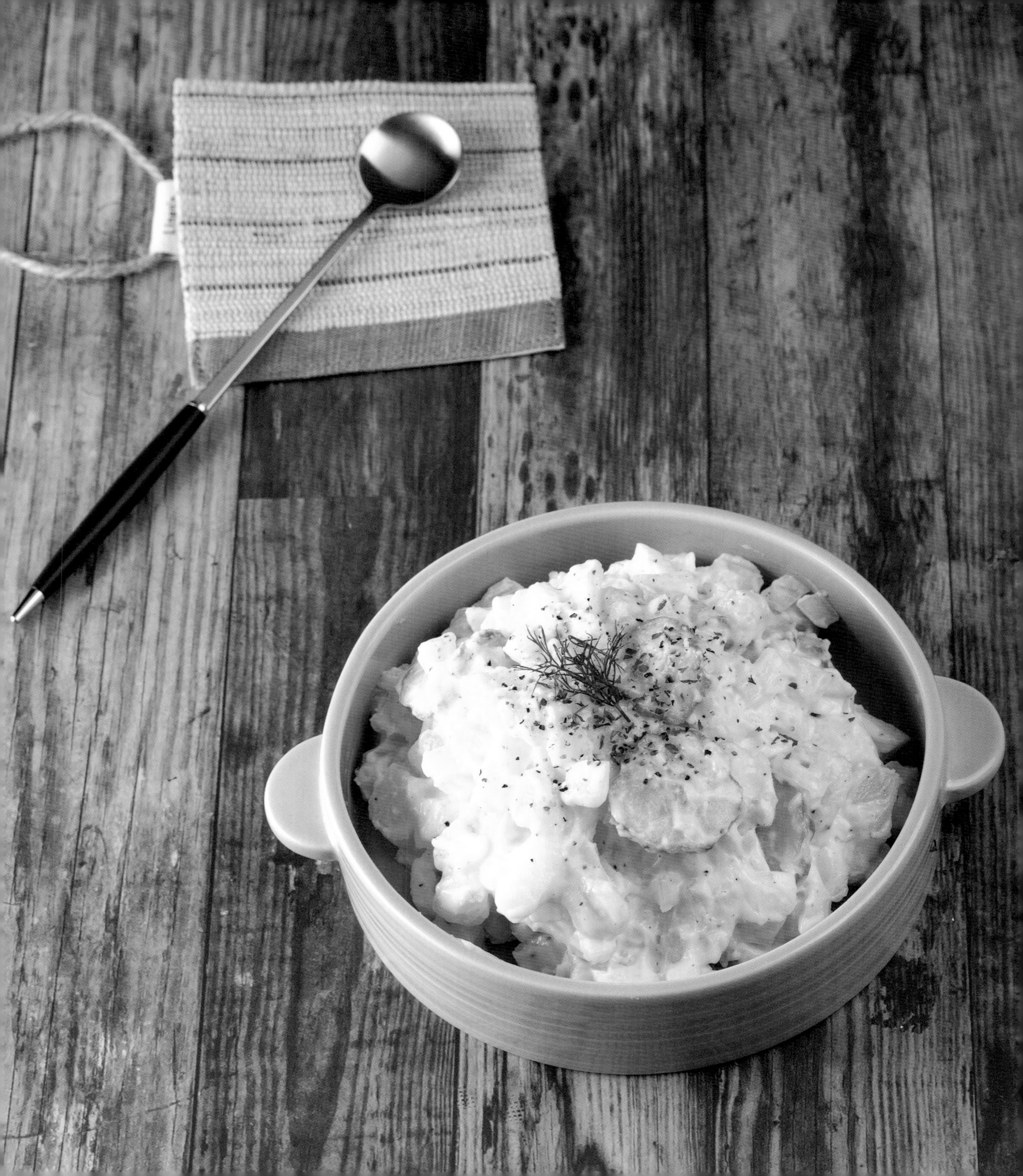

포테이토샐러드

익힌 감자를 마요네즈로 버무린 샐러드로 그냥 먹어도 좋지만 고기요리에 곁들여도 잘 어울린다.

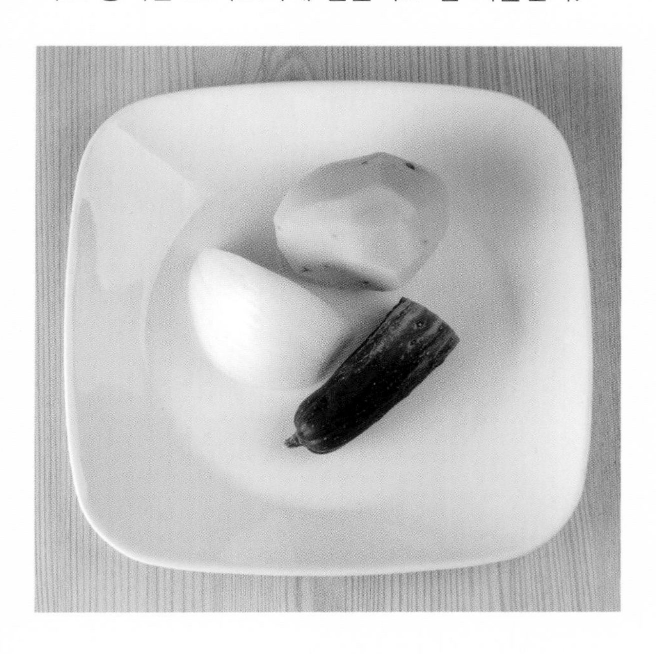

요리 고수의 비법

- 감자는 뜨거울 때 마요 드레싱으로 무쳐야 속까지 잘 배어든다.
- 감자를 익혀 포테이토 매셔로 완전히 으깨어 넣어도 좋다.
- 파슬리는 생으로 구입하기 어려우니 보관하기 간편한 건조된 것을 사용한다.

/주재료/
감자 1개

/부재료/
오이 50g
양파 30g
파슬리 약간

/양념/
마요네즈 3큰술
소금 약간
후춧가루 약간

만/들/기

1. 감자는 1cm 정도의 정사각형 모양으로 잘라 냄비에 물을 넣고 삶아 건져 식힌다.
2. 오이는 얇게 썰어 소금 약간에 절여두었다 물기를 뺀다.
3. 양파는 곱게 다져 물기를 거두어 매운맛을 제거한다.
4. 파슬리는 곱게 다져 소창에 싸서 찬물에 충분히 헹궈 꼭 짠다.
5. 준비된 감자, 오이, 양파에 마요네즈와 소금, 후춧가루를 넣어 잘 섞는다.

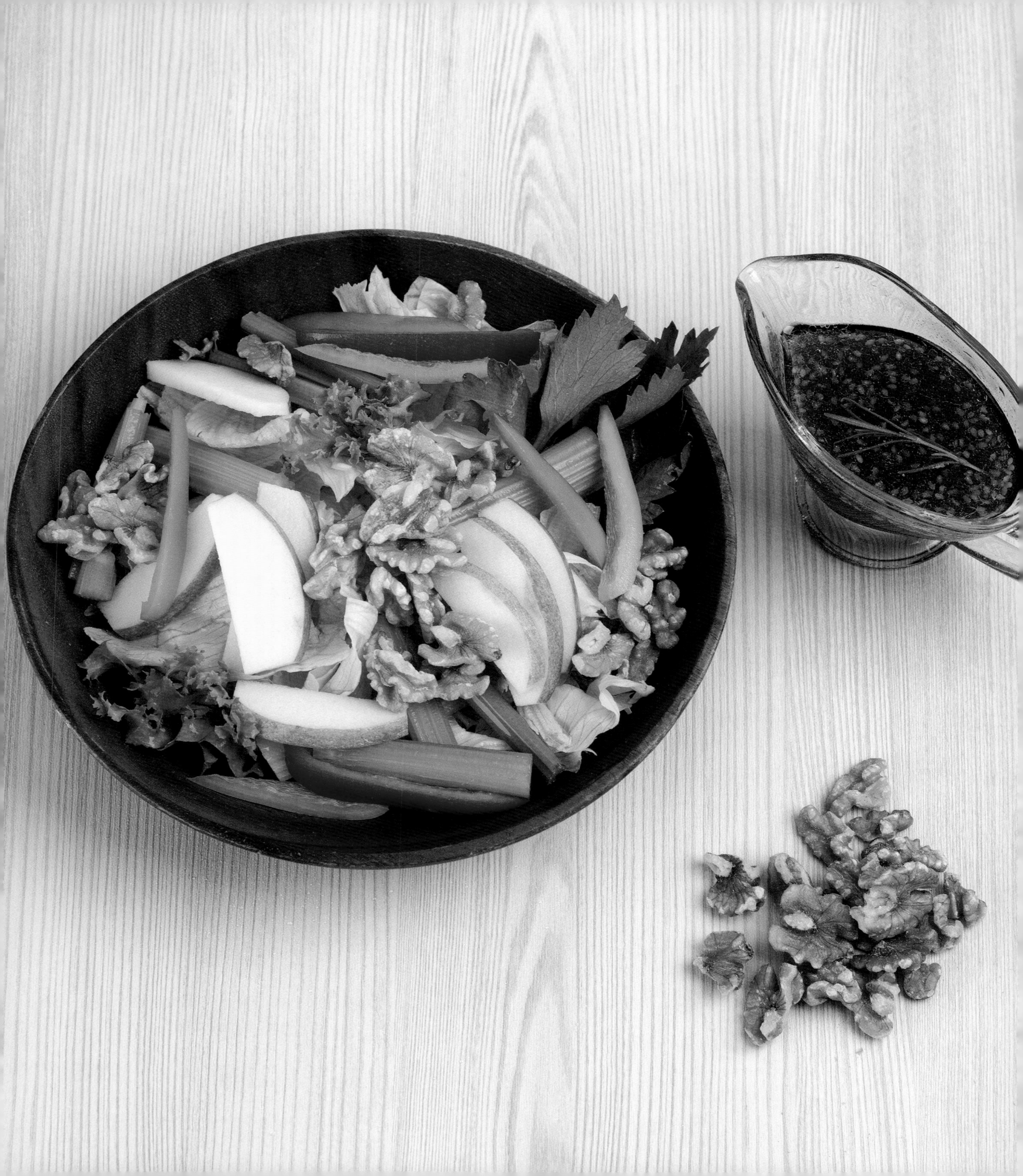

월도프샐러드

사과, 샐러리, 호두 등 다양한 과일과 채소, 견과류를 고루 섞어 먹는 샐러드로, 고기만으로 부족한 영양의 균형을 잡아준다.

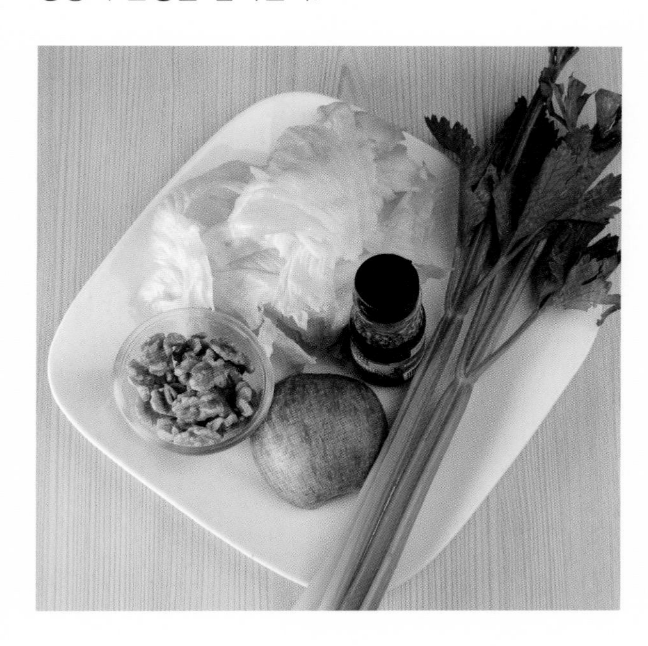

요리 고수의 비법

- 호두는 미지근한 물에 불려 껍질을 벗겨내어 준비한다.
- 사과를 썰어 놓으면 색이 갈변하므로 마지막 순서에 준비하거나 설탕을 약간 타서 담갔다 건져서 사용해도 된다.

/주재료/
사과 1/2개
호두알 15g

/부재료/
양상치 2잎
샐러리 30g
파프리카 1개

/양념/
드레싱
시판용 오리엔탈 드레싱

만/들/기

1. 호두는 1cm 정도 크기로 손으로 부순다.
2. 샐러리는 섬유질이 많은 껍질을 벗기고 1cm 크기로 자른다.
3. 양상추는 찬물에 씻어 물기를 털어낸 뒤 크게 뜯어 둔다.
4. 사과는 껍질을 벗겨 1cm 크기로 자른다.
5. 샐러드보울에 준비해 둔 호두, 샐러리, 사과, 파프리카채를 담고 오리엔탈 드레싱을 뿌려낸다.
7. 접시에 양상추를 깔고 그 위에 샐러드 버무린 것을 올린다.

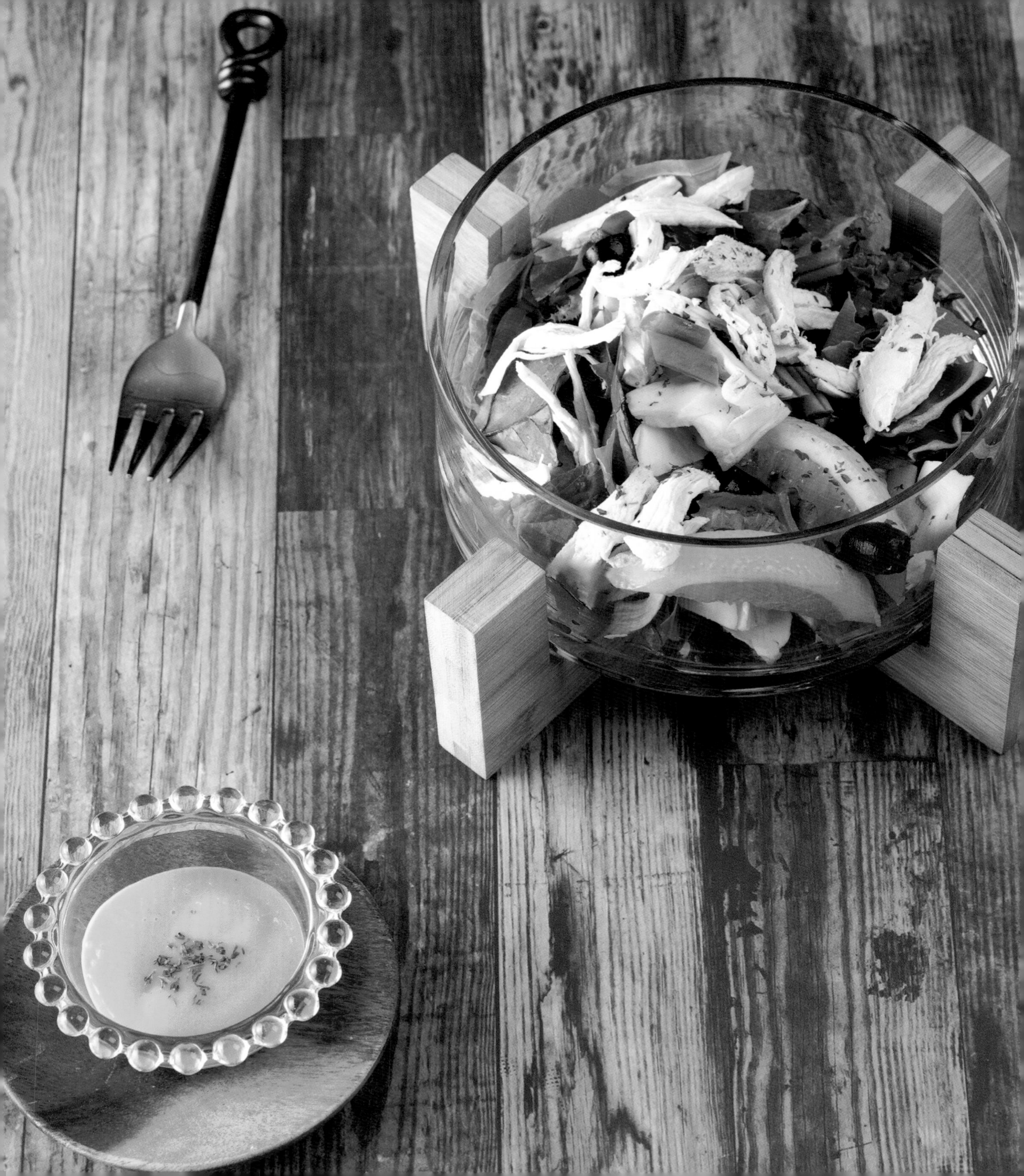

닭가슴살샐러드

닭가슴살을 먹기 좋은 크기로 준비하여 마스터드 드레싱을 곁들인 건강 샐러드

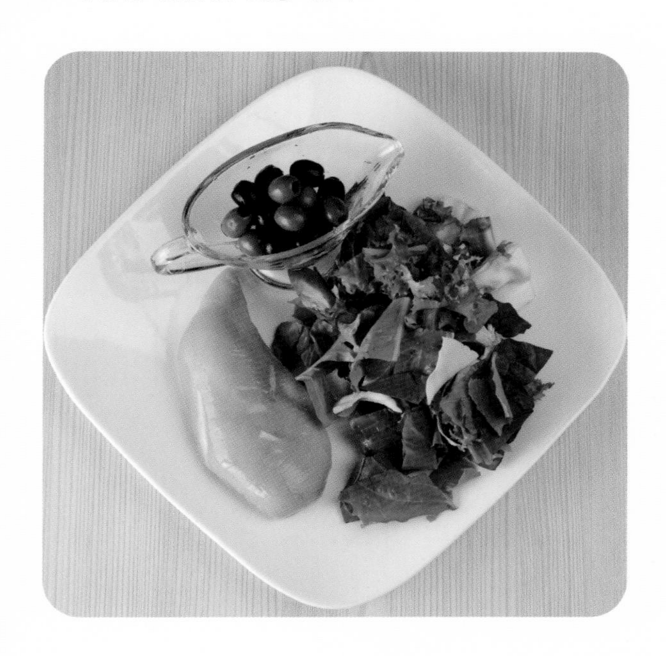

/주재료/
닭가슴살 150g

/부재료/
샐러드용 채소
올리브

/양념/

닭가슴살 밑간
소금 약간
후춧가루 약간
청주 1큰술(백포도주 1큰술)

드레싱
마스터드 소스 3큰술
마요네즈 1큰술
씨겨자 1작은술
식초 1/2큰술
설탕 1/2큰술

요리 고수의 비법

- 닭가슴살은 샐러리, 양파, 통후추, 월계수잎 등을 넣어 스톡처럼 끓여 익히면 닭가슴살의 향이 좋아진다.
- 닭가슴살은 케이준 프라이드처럼 양념하여 튀겨낸 다음 샐러드에 넣어도 좋다
- 드레싱에 베이컨과 양파를 다져 넣어도 좋다.

만/들/기

1. 닭가슴살은 청주를 약간 넣고 삶아 결대로 찢어 밑간한다(시판용 익힌 닭가슴살을 이용해도 된다).
2. 샐러드용 채소는 흐르는 물에 씻어 물기를 빼둔다.
3. 올리브는 그대로 혹은 슬라이스하여 잘라둔다.
4. 마스터드와 그밖의 양념을 섞어 샐러드 드레싱을 만든다.
5. 접시에 닭가슴살과 채소를 담고 마스터드 소스를 뿌려 내거나 곁들여 낸다.

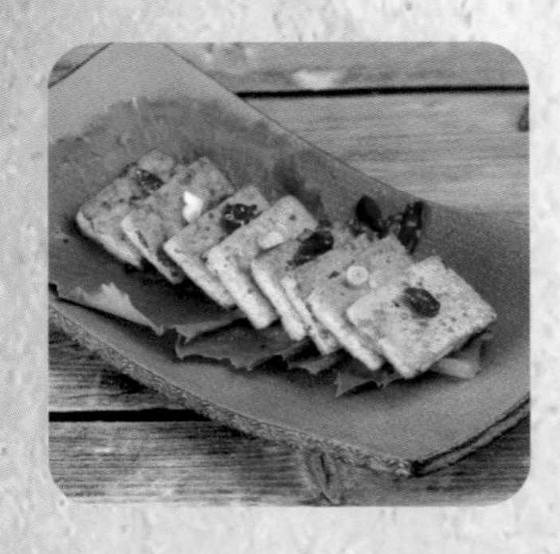
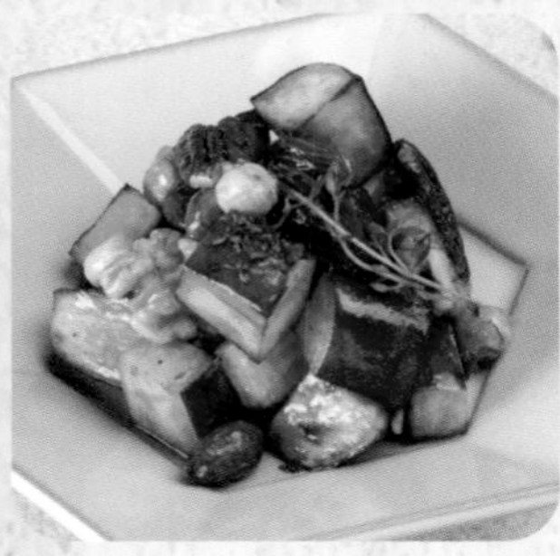
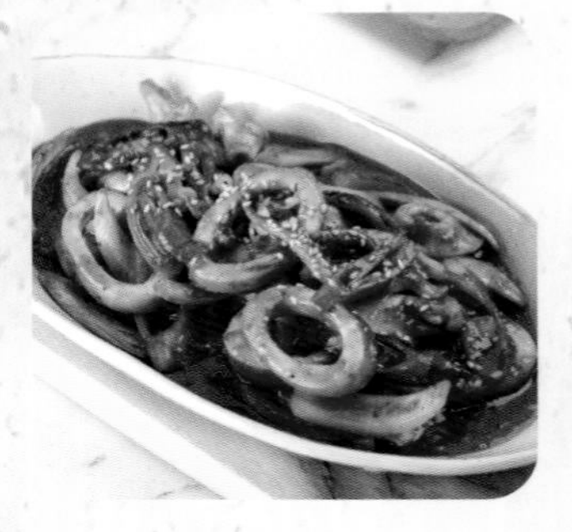
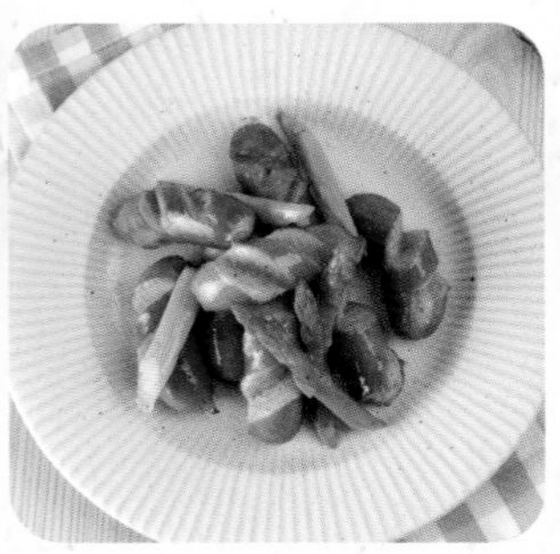
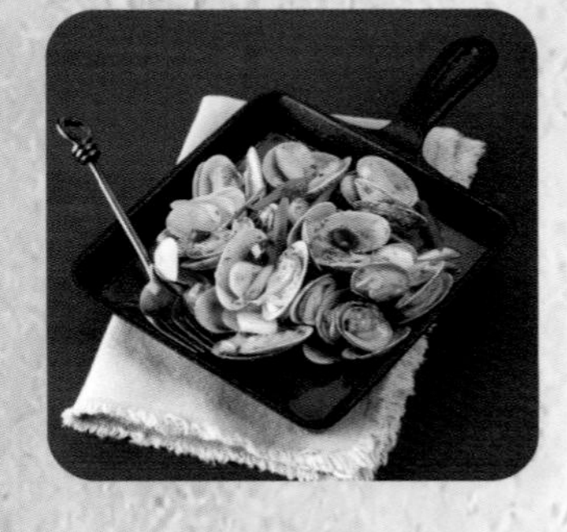
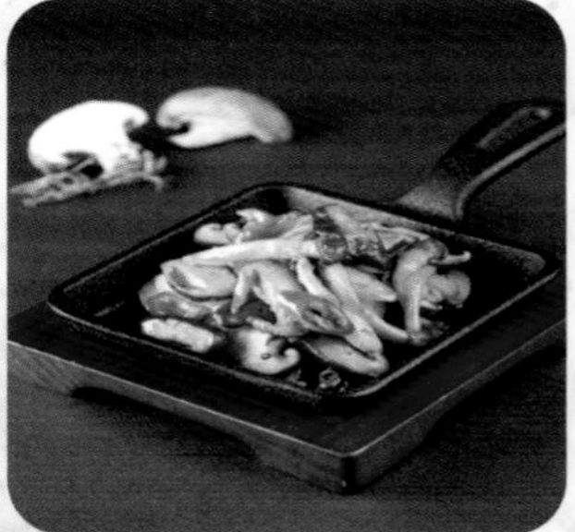
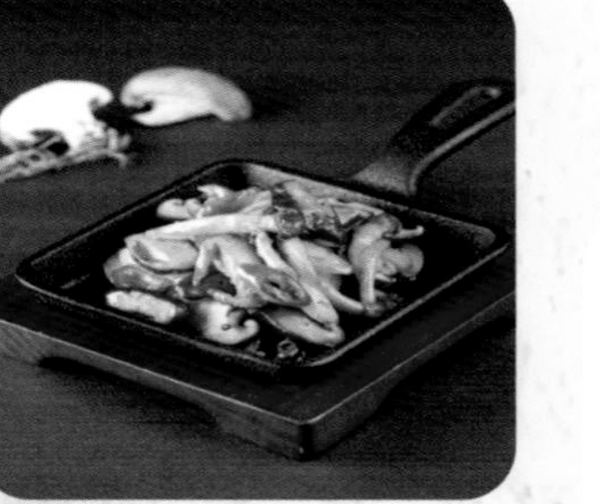
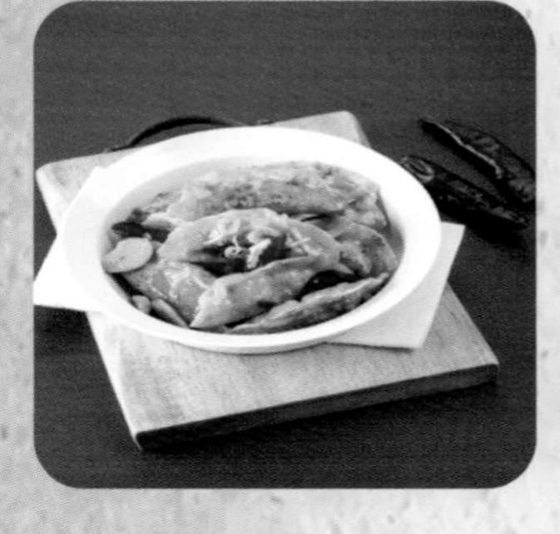
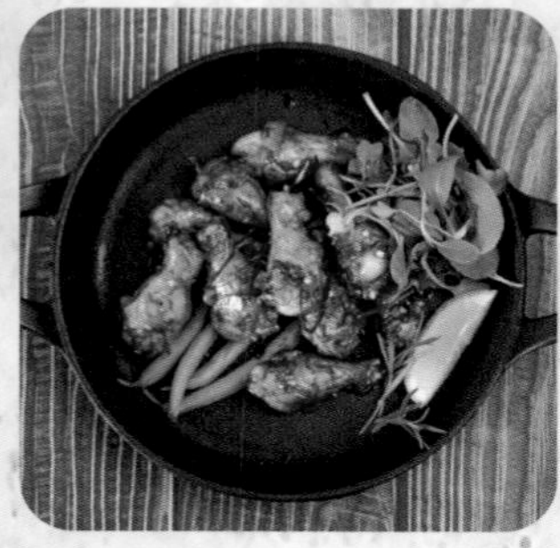
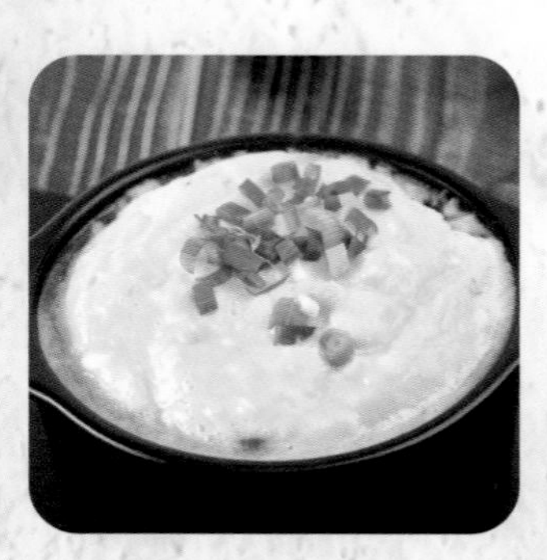
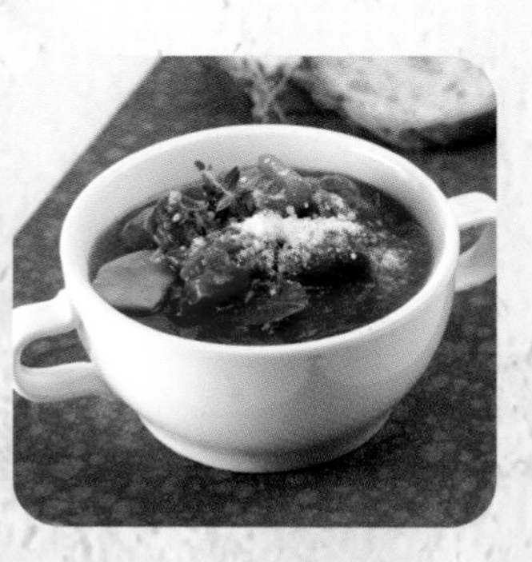

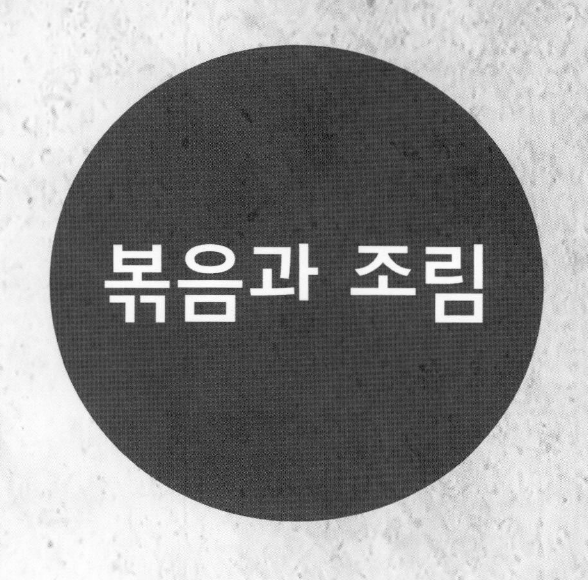
볶음과 조림

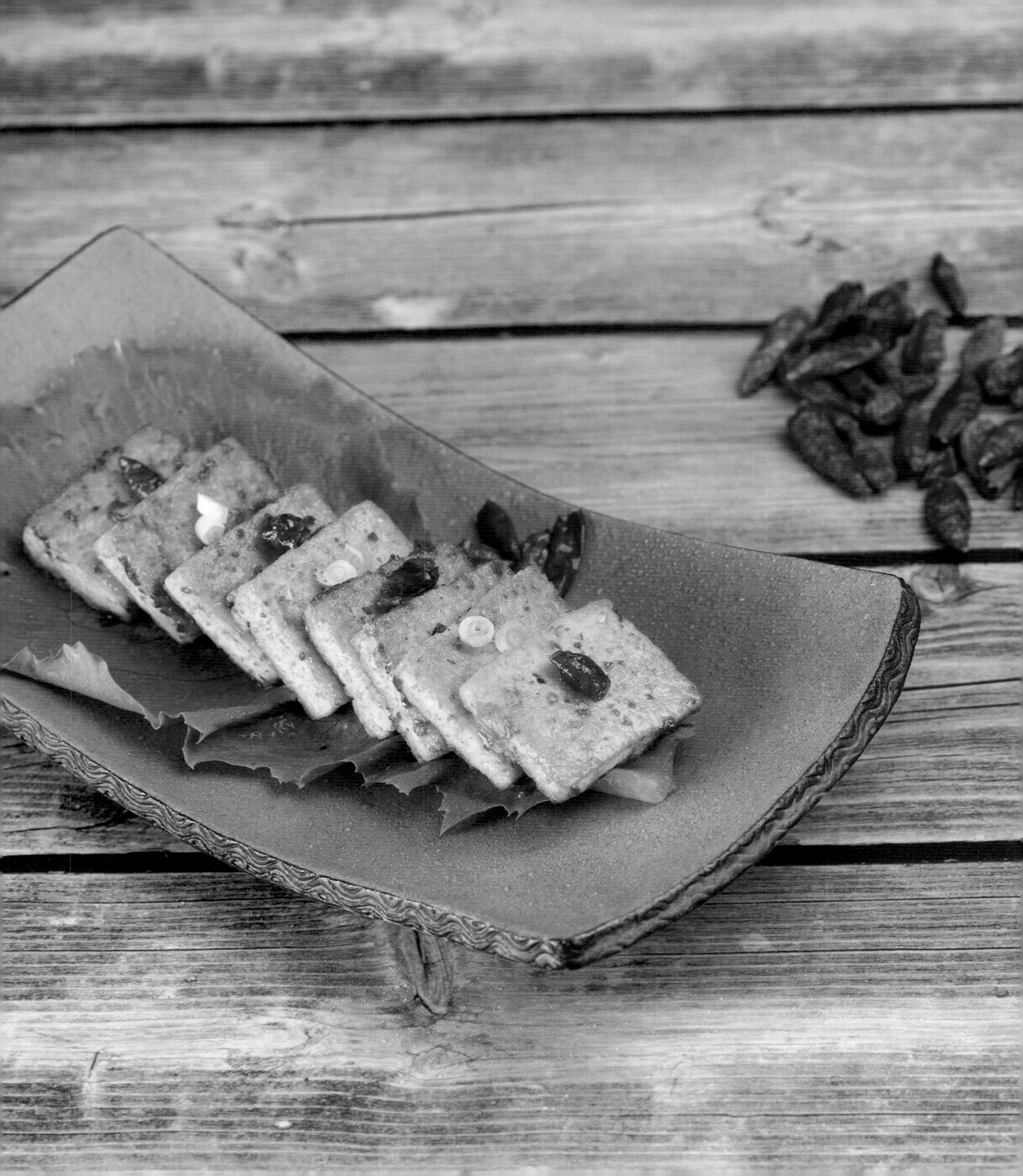

마라두부조림

두부를 기름에 살짝 지진 다음 매운 고추와 양념간장을 넣고 조린 반찬이다.

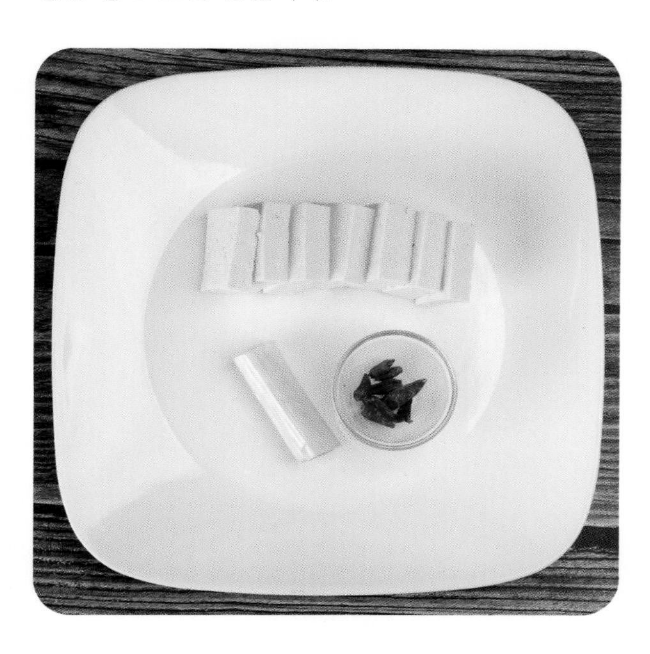

요리 고수의 비법

- 두부를 조릴 때는 단단한 두부를 조리기 전 기름에 노릇하게 지져야 두부가 부서지지 않고 모양을 유지한다.
- 매운맛을 원할 때는 매운 고춧가루나 청양고추를 대신 사용하여도 좋다.

/주재료/

두부 1/2모(150g)
소금 약간
식용유 1/2큰술
참기름 1/2큰술
물 1/2컵

/부재료/

대파 10g
페퍼론치노 3알

/양념/

조림 양념장
간장 2큰술
고춧가루 1작은술
설탕 1큰술
다진 파 1작은술
다진 마늘 1/2작은술
깨소금 약간

만/들/기

1. 두부는 3×4×0.5cm 정도의 도톰하게 썰어 소금을 뿌려 둔다. 대파는 고운채로 썰어 둔다.
2. 간장에 나머지 재료를 넣어 조림 양념장을 만든다.
3. 두부는 키친타월을 이용하여 물기를 걷고 팬을 달구어 식용유와 참기름을 두르고 두부를 앞뒤로 노릇하게 지진다.
4. 냄비에 두부를 한 켜 깔고 그 위에 매운고추와 조림양념장을 조금 남기고 고루 끼얹은 뒤 다시 두부를 한 켜 올리고 남은 양념장을 모두 끼얹는다. 물 1/2컵을 붓고 불에 올려 끓인다.
5. 양념장 물이 끓어오르면 불을 줄이고 수시로 양념장 물을 끼얹어 가며 국물이 거의 없어질 때까지 두부를 조리고 마지막에 채썬 대파를 올려 낸다.

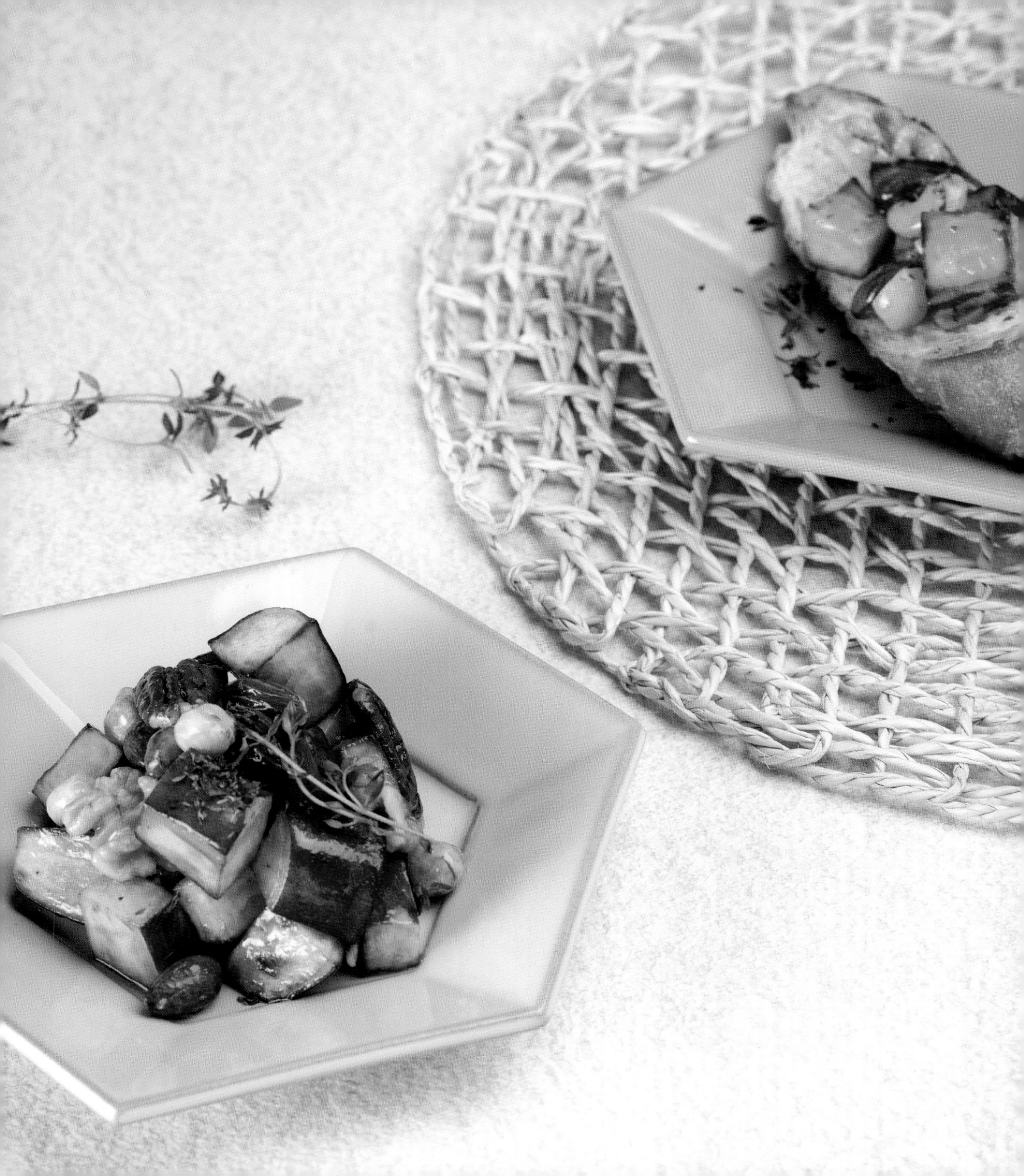

고구마조림

단맛의 고구마와 영양이 가득한 견과류를 함께 넣어 조린 간식겸 반찬

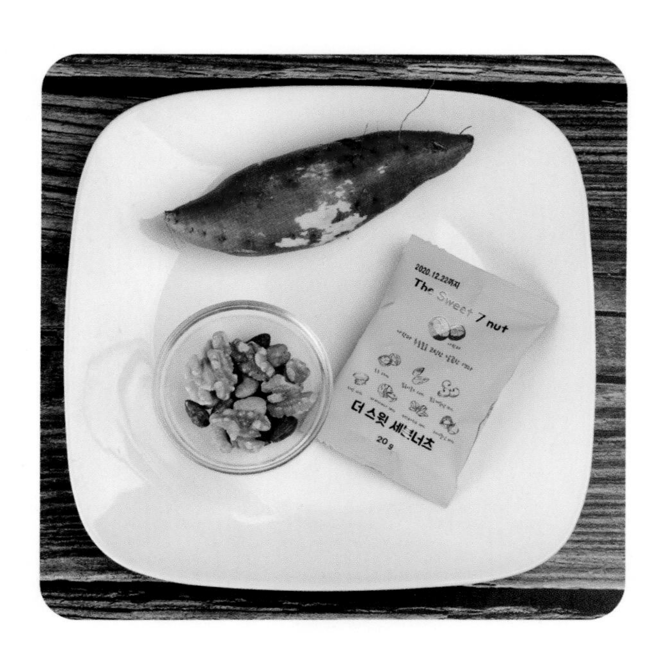

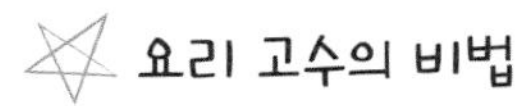

요리 고수의 비법

- 고구마는 붉은 껍질에 영양소가 더 많이 들어 있고, 껍질이 있어야 더 먹음직스럽다.
- 손질할 때는 솔로 문질러서 홈 사이사이의 흙을 잘 빼낸 뒤 먹기 좋은 크기로 썰면 된다.

/주재료/
고구마 1개(150g)

/부재료/
견과류 20g

/양념/
간장 1큰술
설탕 1/2큰술
올리고당 1큰술
참기름 약간
물 약간
식용유

만/들/기

1. 고구마는 껍질째 깨끗이 씻어 먹기 좋은 크기의 깍두기 모양으로 썰어 찬물에 헹구어 건져 물기를 걷는다.
2. 팬에 기름을 넉넉하게 붓고 뜨거워지면 고구마를 넣어 노릇하게 지져낸다.
3. 다른 팬에 간장, 설탕, 올리고당, 물을 섞어 끓이다가 익힌 고구마를 넣고 고루 뒤섞어가며 타지 않게 천천히 조린다. 마지막에 견과류를 넣고 참기름과 통깨를 넣어 윤기와 맛을 더한다.

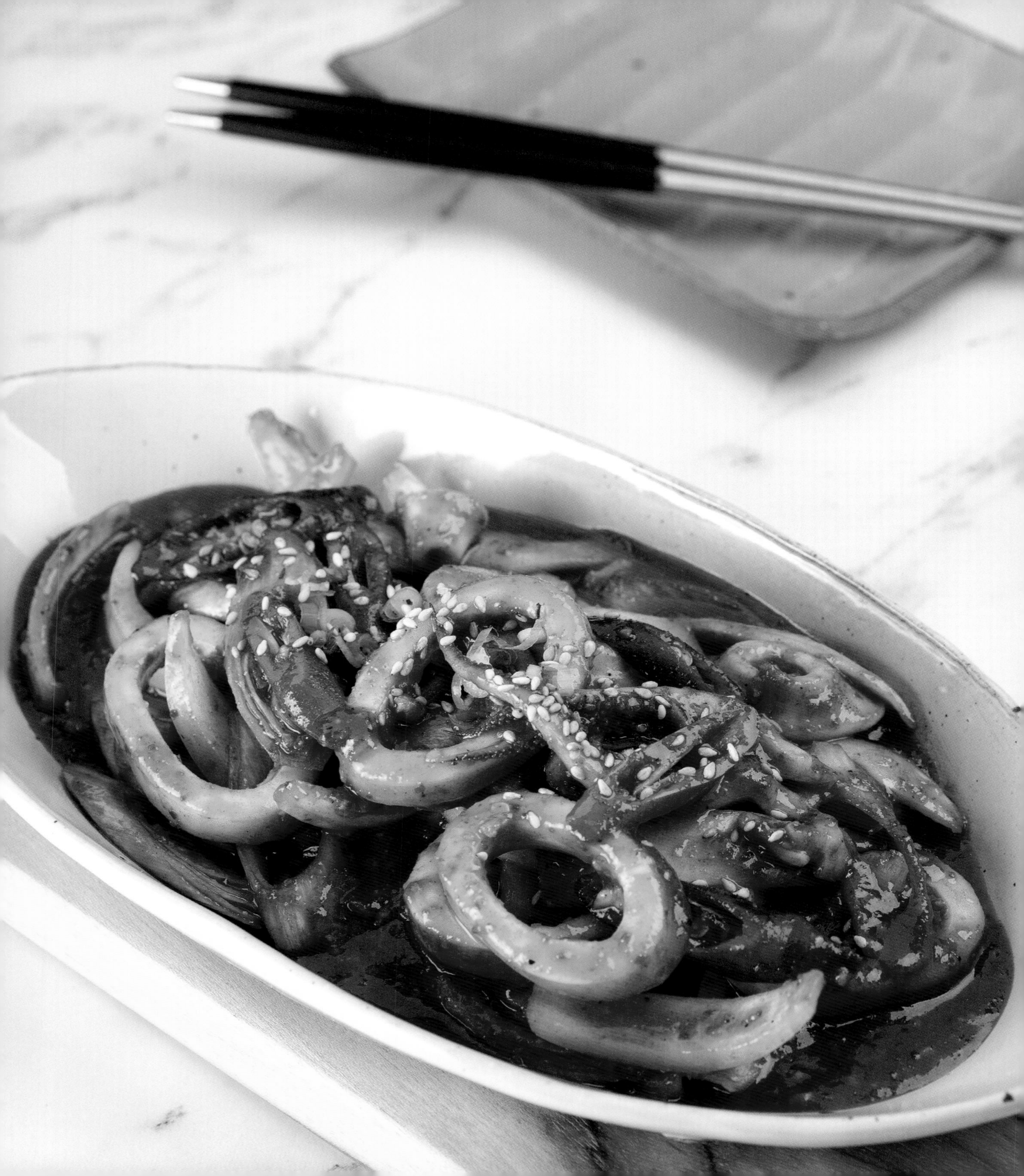

매콤오징어볶음

오징어에 양파, 당근, 양배추 등을 넣고 매운 양념장에 볶은 음식

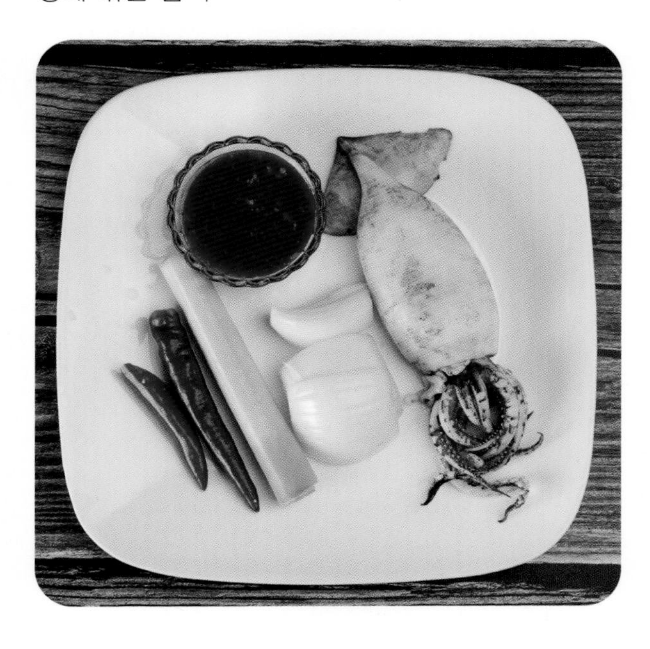

요리 고수의 비법

- 손질된 오징어를 구입하면 편리하다.
- 오징어 칼집에 파채 칼을 이용하면 좋다.
- 오징어는 오래 익히면 질겨지므로 센불에서 단시간에 볶아내야 맛있다.
- 밥 위에 올려 덮밥으로 먹거나, 또는 가는 국수(소면)를 삶아 섞어 먹기도 한다.

/주재료/

오징어 1마리

/부재료/

양파 50g
당근 30g
청양고추 1개
홍고추 1/2개
대파 1대
식용유 2큰술

/볶음양념/

고추장 2큰술
고춧가루 1큰술
간장 1큰술
설탕 1큰술
다진 파 1큰술
다진 마늘 1작은술
다진 생강 약간
청주 1큰술
깨소금 1작은술
참기름 1작은술
후춧가루 약간

만/들/기

1. 오징어는 몸통에 손을 넣어 내장을 빼내고 다리를 분리하여 입을 제거한다. 몸통 속은 흐르는 물에 씻는다.
2. 오징어 몸통은 링 모양으로 썰고, 다리는 5cm 길이로 썬다.
3. 당근은 4cm 길이로 토막 내어 1×4cm 크기로 납작하게 채 썬다. 양파는 반으로 갈라 길이로 채썬다.
4. 풋고추와 홍고추는 반으로 갈라 씨를 빼고 어슷하게 썰고 대파는 채썬다.
5. 고추장과 나머지 양념 재료를 모두 섞어 볶음양념을 만들어 손질한 오징어와 채소에 버무린다.
6. 팬을 뜨겁게 달궈 식용유를 두르고 양념한 오징어와 채소를 넣어 센불에서 빠르게 볶아낸다.

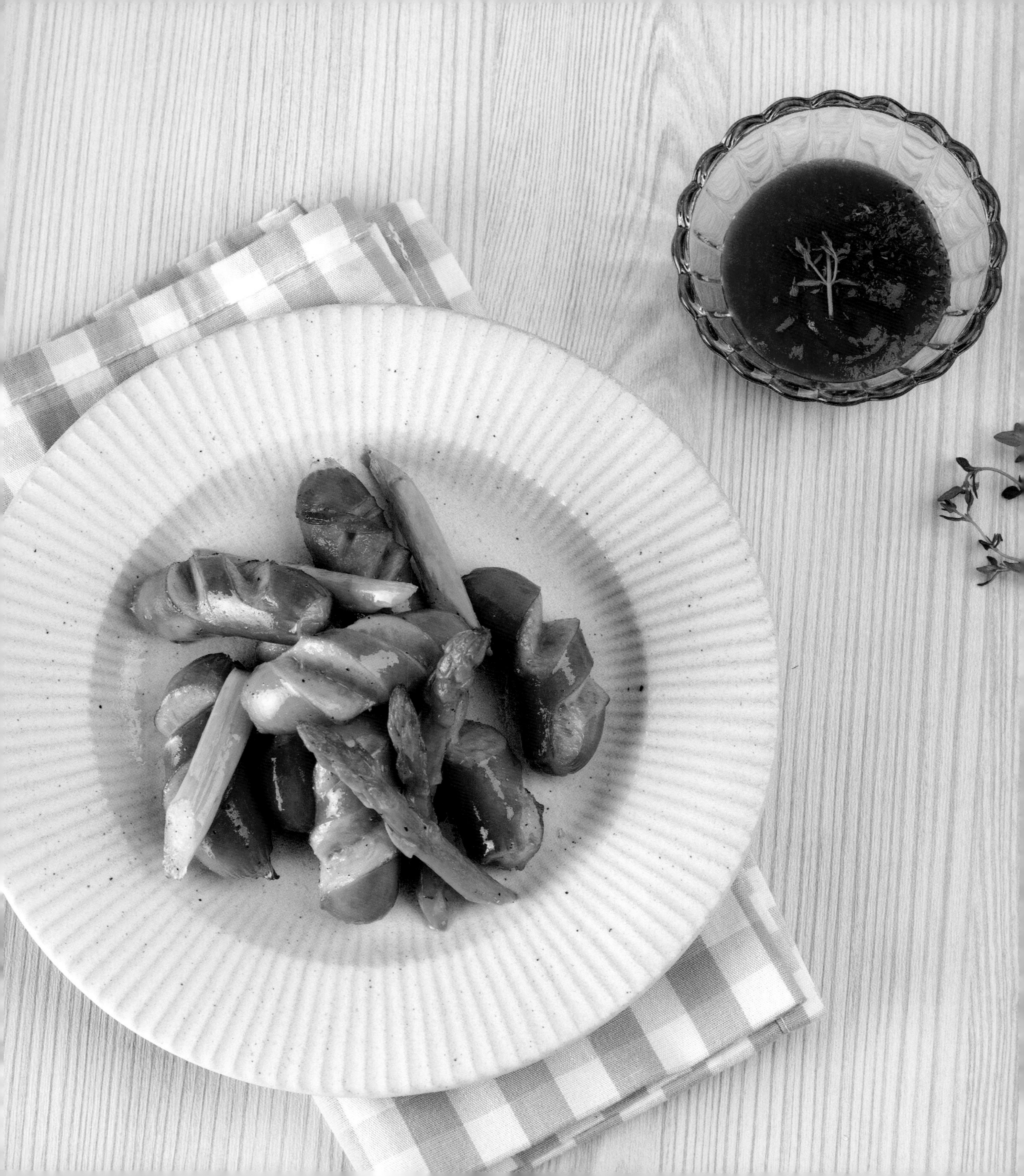

아스파라거스소시지볶음

아스파라거스에 비엔나소시지를 넣어 간편하게 볶아 먹는 음식

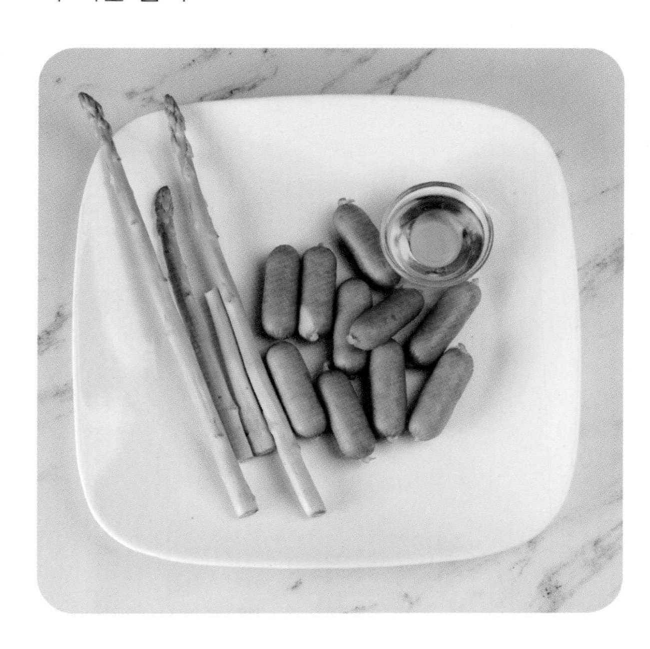

/주재료/
아스파라거스 3개

/부재료/
비엔나 소시지 80g

/양념/
올리브유 1큰술
소금
후추

만/들/기

1. 소시지는 칼집을 2~3번 넣어 끓는 물에 소금을 약간 넣고 데친 다음 찬물에 헹군다.
2. 아스파라거스는 먹기 좋은 크기로 어슷썬다.
3. 달군 팬에 올리브유를 두르고 아스파라거스를 넣고 소금, 후추로 간하여 볶는다.
4. 데쳐낸 비엔나소시지를 넣어 노릇하게 볶아낸다.

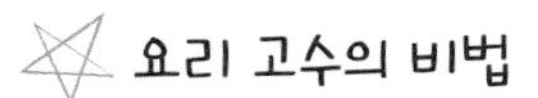

요리 고수의 비법

- 소시지는 가공품이니 끓는 물에 데쳐서 짠맛을 빼고 기름기를 빼는 것이 좋다.
- 올리브유를 두르고 마늘이나 대파로 향을 낸 후 볶아도 좋다.

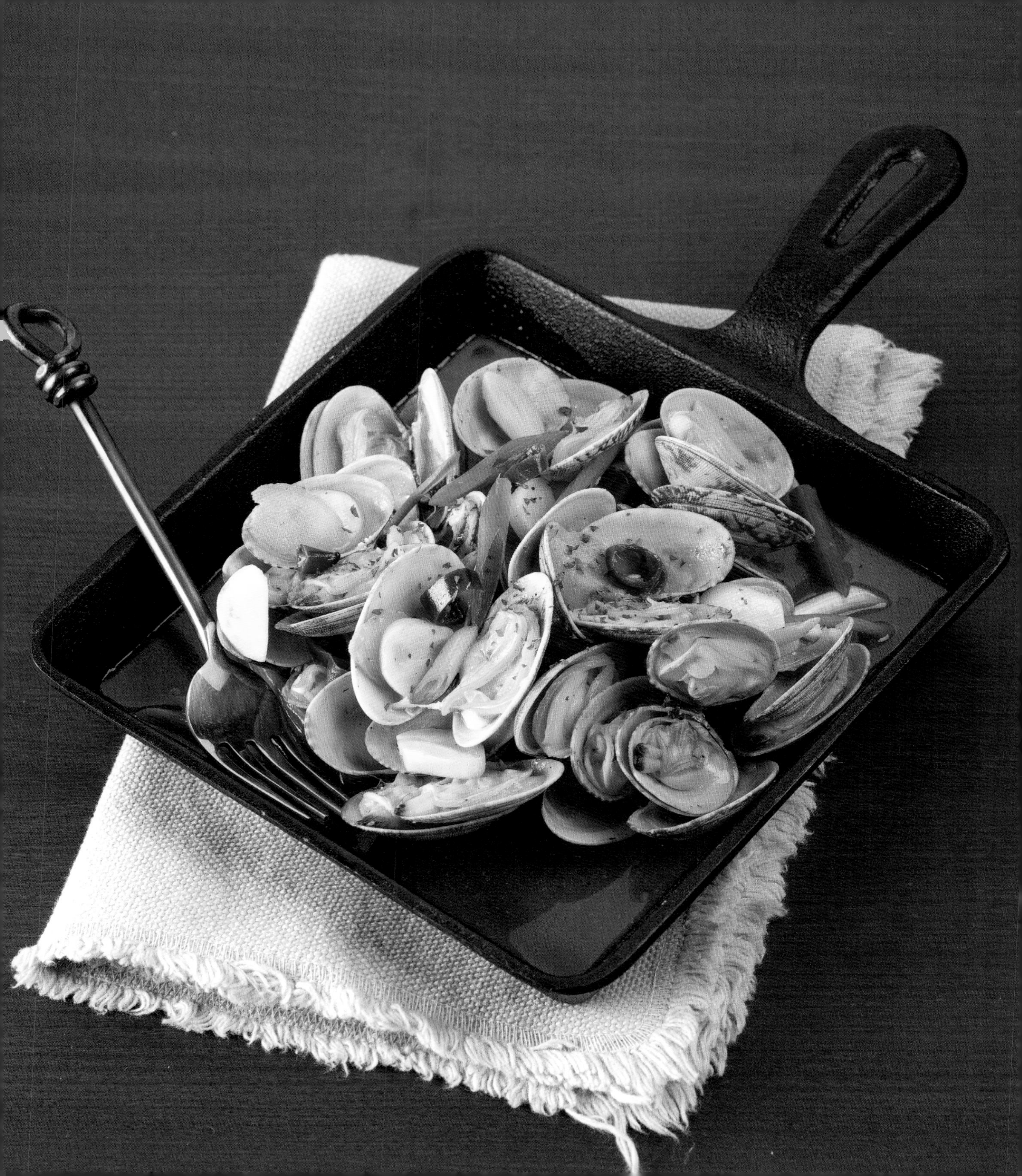

바지락볶음

바지락을 마늘, 고추 등의 향채와 함께 볶아낸 음식으로 맛과 영양이 좋다.

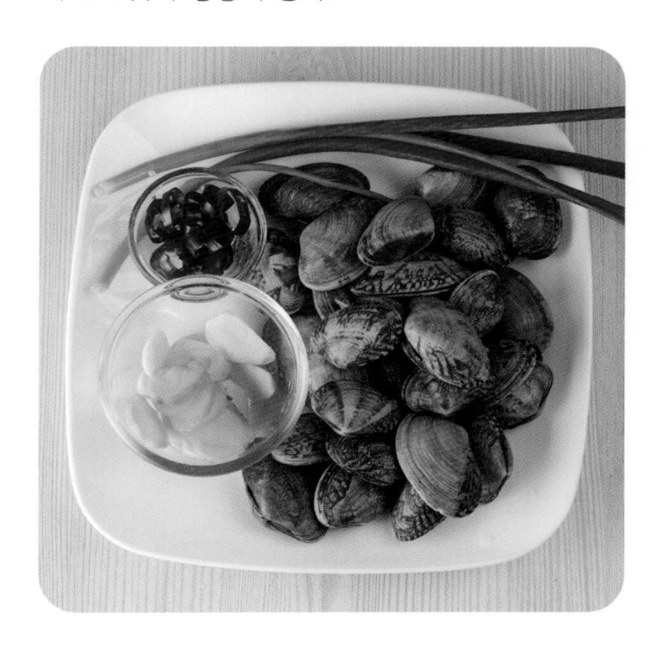

요리 고수의 비법

청주 대신 화이트 와인을 넣어도 좋다.

/주재료/
바지락 2컵

/부재료/
쪽파 2뿌리
마른 고추 1개
마늘 3쪽
생강 1쪽

/양념/
청주 1큰술
소금 조금
식용유 약간

만/들/기

1. 바지락을 연한 소금물에 담가 어두운 뚜껑을 덮고 잠시 두어 해감을 뺀 뒤, 바락바락 문질러 씻는다.
2. 쪽파는 4cm 길이로 썰고, 마늘과 생강은 얇게 저민다. 마른고추는 얇게 썰어 씨를 털어낸다.
3. 달군 팬에 기름을 두르고 준비한 마늘과 생강, 마른고추를 볶는다. 향이나면 바지락과 청주, 소금, 쪽파를 넣어 센불에서 재빨리 볶아낸다. 뚜껑을 잠시 덮어 익힌다.

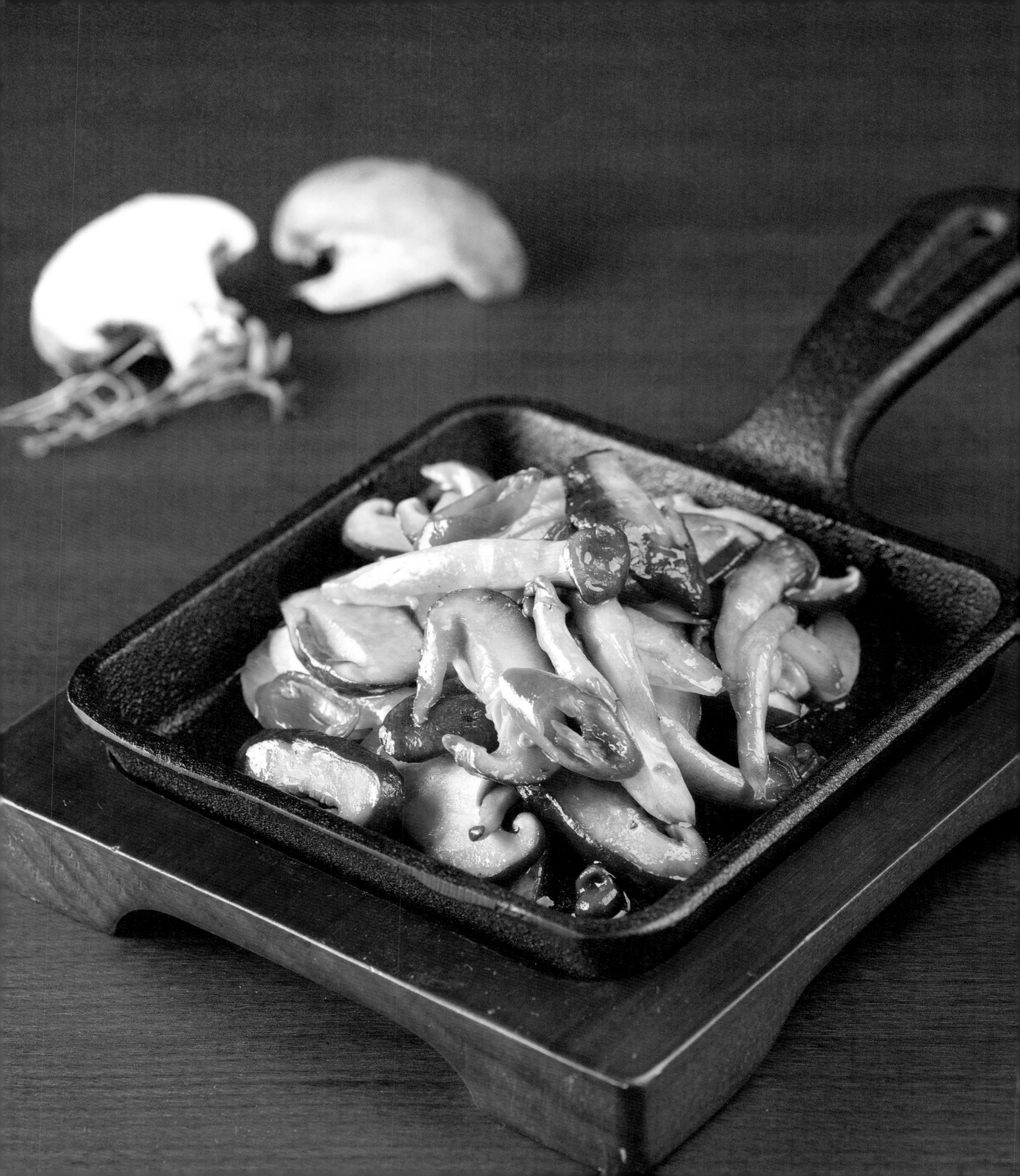

버섯볶음

은은한 향과 씹는 맛이 좋은 건강 버섯볶음

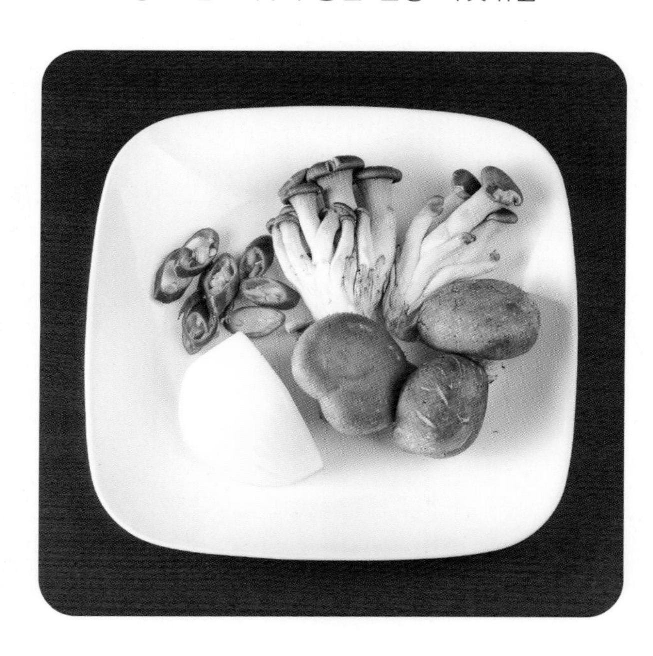

/주재료/
표고버섯 3개
만가닥버섯(느타리버섯) 50g,

/부재료/
양파 30g
풋고추 1개

/양념/
굴소스 1큰술
참기름 1/2큰술
통깨 약간
식용유

만/들/기

1. 표고버섯은 채썰고, 만가닥버섯은 굵으면 찢어 놓는다. 양송이는 모양대로 썬다.
2. 양파는 0.3 정도 두께로 채썰고, 풋고추는 씨를 발라내고 곱게 채썬다.
3. 뜨거운 팬에 식용유를 두르고 버섯과 양파를 넣어 센불에 볶다가 굴소스를 넣어 서로 어우러지도록 볶아낸다.
4. 참기름, 통깨, 풋고추채를 넣고 불을 끈다.

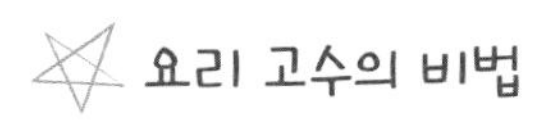

요리 고수의 비법

- 버섯의 향긋한 향이 그대로 있도록 흐르는 물에 재빨리 씻는다.
- 마른 표고를 쓸 때는 미지근한 물에 불려 기둥을 떼어 쓰고, 잘라낸 기둥은 냉동실에 보관해 두었다가 국물을 내거나 찌개에 이용한다.

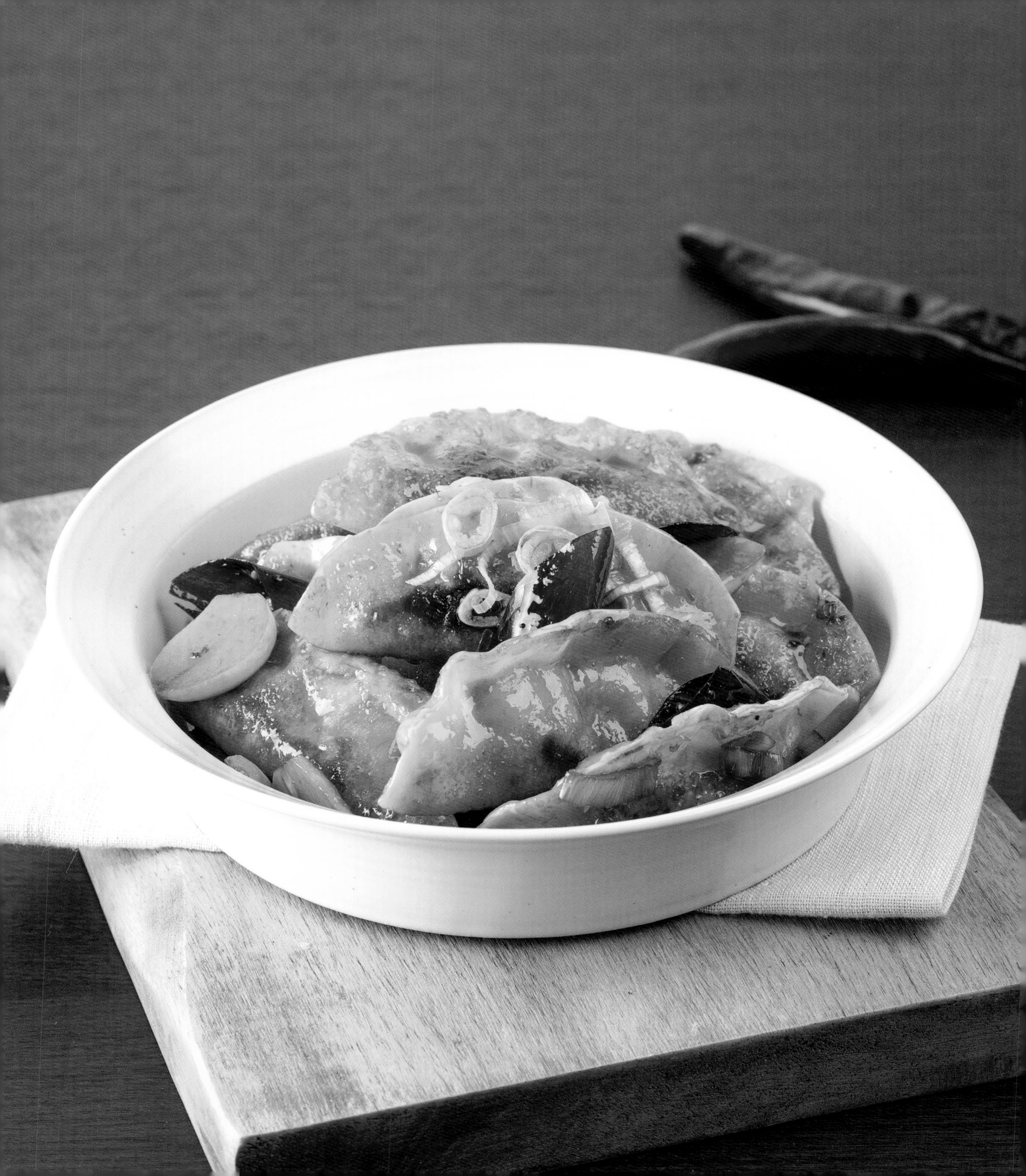

깐풍만두

달콤 짭조름한 소스에 튀겨낸 만두를 넣어 버무린 색다른 맛의 만두 요리

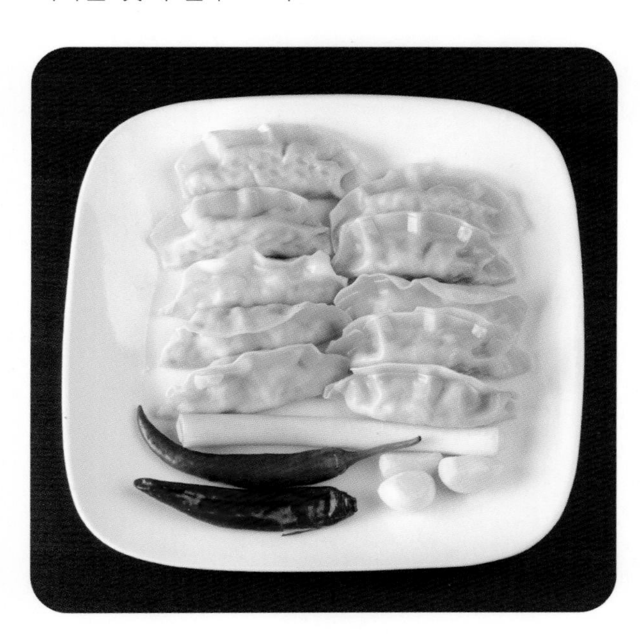

/주재료/
만두 1봉(10개 정도)

/부재료/
대파 80g
마늘 4톨
홍고추(마른고추) 1개
청고추 1개

/양념/
소스
간장 2큰술
설탕 1큰술
식초 1큰술
물 1큰술
식용유(라유)

만/들/기

1. 대파는 송송 썰고, 마늘과 고추는 굵게 다진다.
2. 팬을 뜨겁게 달구어 식용유를 두르고 만두를 노릇하게 지져 접시에 잠시 옮긴다.
3. 만두를 지져낸 팬에 굵게 다진 마늘과 마른고추를 튀기듯이 향이 나도록 볶는다.
4. 여기에 대파 송송 썬 것을 넣고 소스 양념을 넣어 간한다.
5. 소스가 끓어오르면 튀겨낸 만두를 넣고 버무려 낸다.

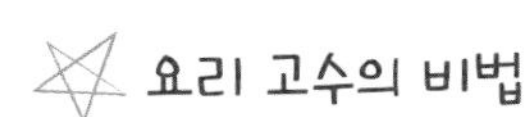

- 양파를 곱게 다져 넣어도 된다.
- 매운맛을 원할 때는 청양고추를 넣는다.
- 치즈가루를 뿌려 색다른 맛을 즐겨도 좋다.

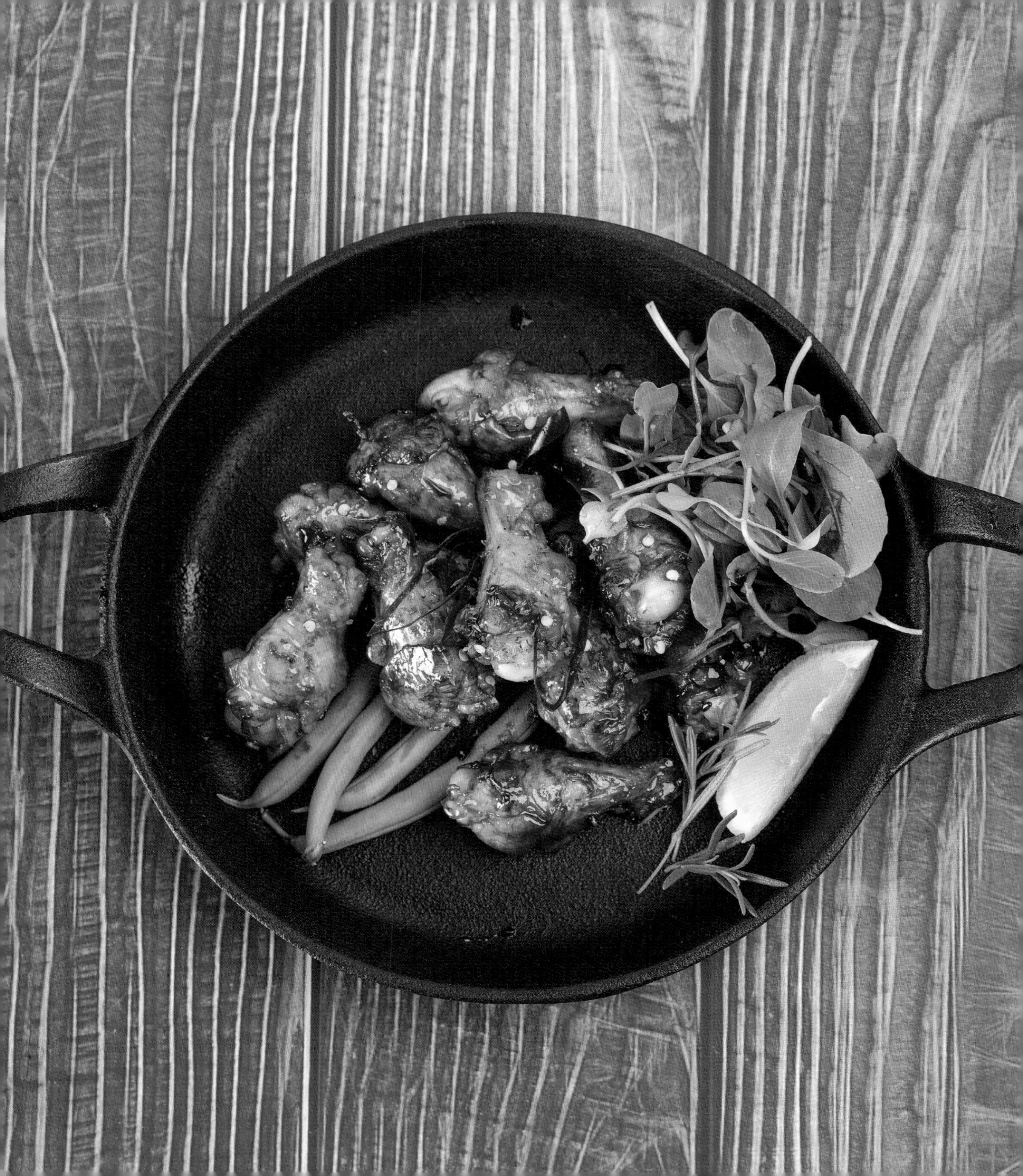

닭봉조림

쫄깃한 식감의 닭봉을 달콤 짭조름한 맛이 나도록 조린 음식

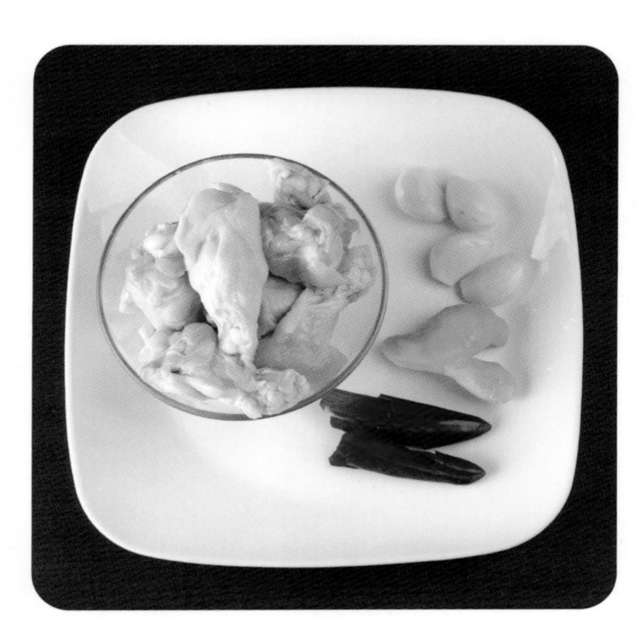

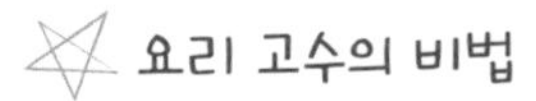

요리 고수의 비법

- 기름에 지지는 과정이 번거로우면 데치기 과정 후 바로 향신채와 조림양념장을 넣어 만든다.
- 당근, 양파, 버섯 등의 채소를 넣어 함께 조려도 된다.
- 닭을 데칠 때 푸른잎 파가 있으면 함께 넣어 데쳐도 좋다.
- 청주 대신 요리술(미림, 미향)을 넣어도 좋다.

/주재료/

닭봉(윗날개) 300g(10개 정도)

/부재료/

통마늘 10 개
마른고추 1개
생강 1쪽
식용유

/양념/

조림장 간장 2큰술
설탕 1큰술
올리고당 1큰술
청주1큰술
후춧가루 약간

만/들/기

1. 닭봉은 흐르는 물에 씻어 끓는 물에 데쳐낸다 .
2. 마른고추는 0.5cm 정도로 잘라 씨를 털어내고 마늘은 통으로, 생강은 편으로 썬다.
3. 간장과 나머지 양념을 넣어 조림장을 준비한다.
4. 두꺼운 냄비에 기름을 살짝 넣고 마늘, 생강, 마른고추를 넣어 향이 나도록 볶다가 데쳐 놓은 닭봉을 넣고 노릇하게 지져낸다.
5. 노릇하게 지져낸 닭봉에 조림장을 넣고 간이 배이도록 뒤적이며 윤기나게 조린다.

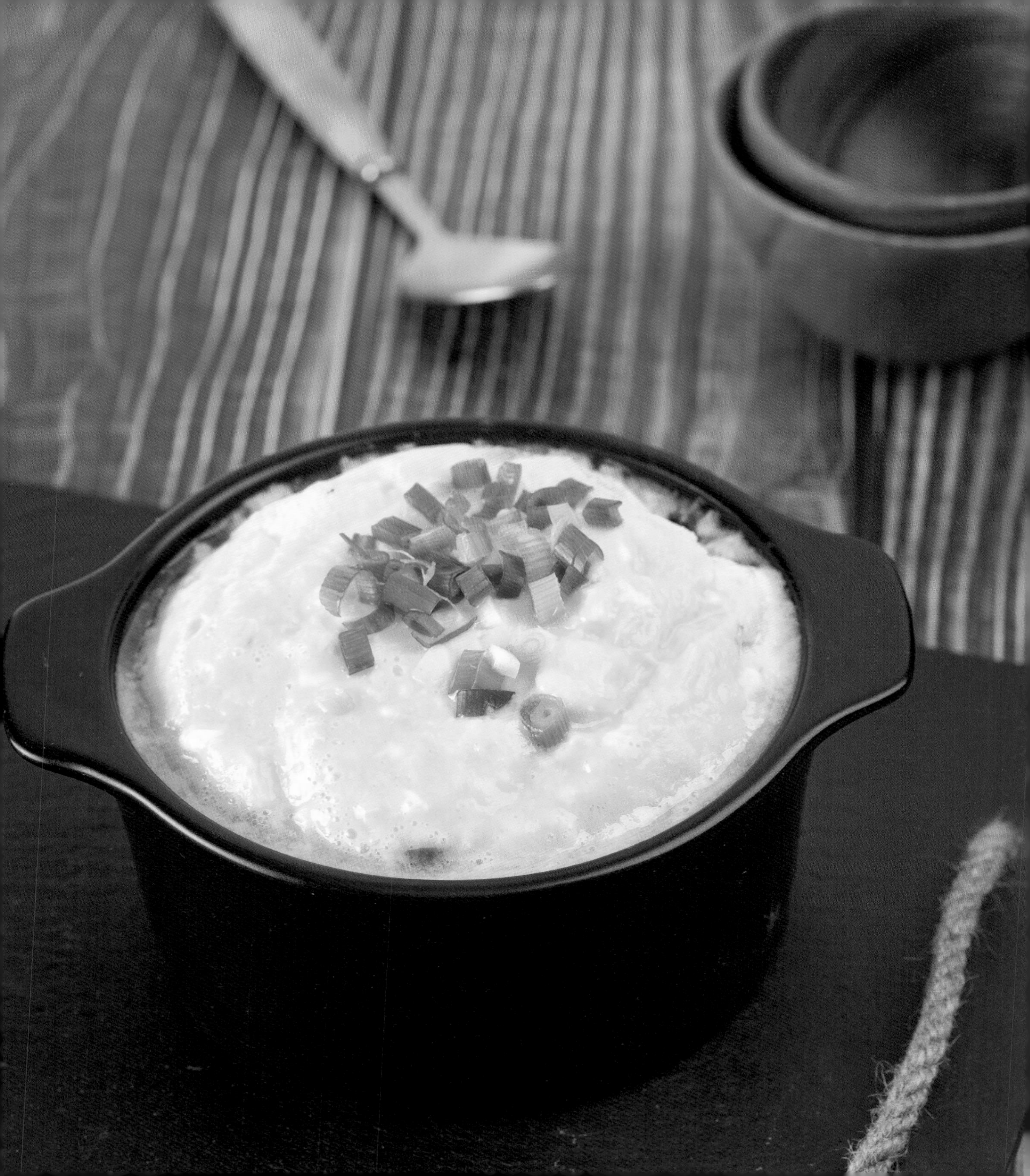

뚝배기달걀찜

보드랍게 부풀어진 달걀찜으로 새우젓으로 풍미를 살렸다.

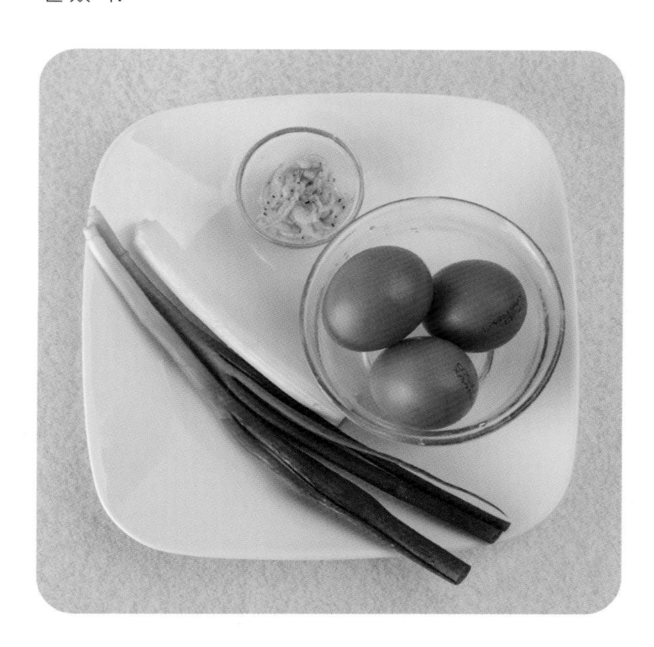

요리 고수의 비법

시간이 지나면 도로 푹 꺼지기 때문에 뚝배기의 달걀이 하들하들하게 익고 부풀을 때 바로 먹는 것이 좋다.

/주재료/
달걀 3개 (1컵)

/부재료/
실파 1대
(또는 대파 송송 썬 것 1큰술)

/양념/
새우젓 1/2큰술
청주 1/2큰술
물(다시마 장국) 1/3컵
설탕 약간

만/들/기

1. 달걀은 볼에 깨어 새우젓, 청주, 실파, 물, 설탕을 넣어 잘 풀어둔다.
2. 뚝배기에 잘 풀어둔 달걀물을 넣어 저어준다.
3. 덩어리가 엉기도록 저어가며 고루 80% 정도 익으면 뚜껑을 덮고 불을 약하게 줄인다.
4. 살짝 탄내가 나며 물기가 몇 방울 넘치게 되면 불을 끈다.
5. 뚜껑을 열고 부푼 달걀찜 위에 참기름 몇 방울을 넣어 고소한 맛을 더한다.

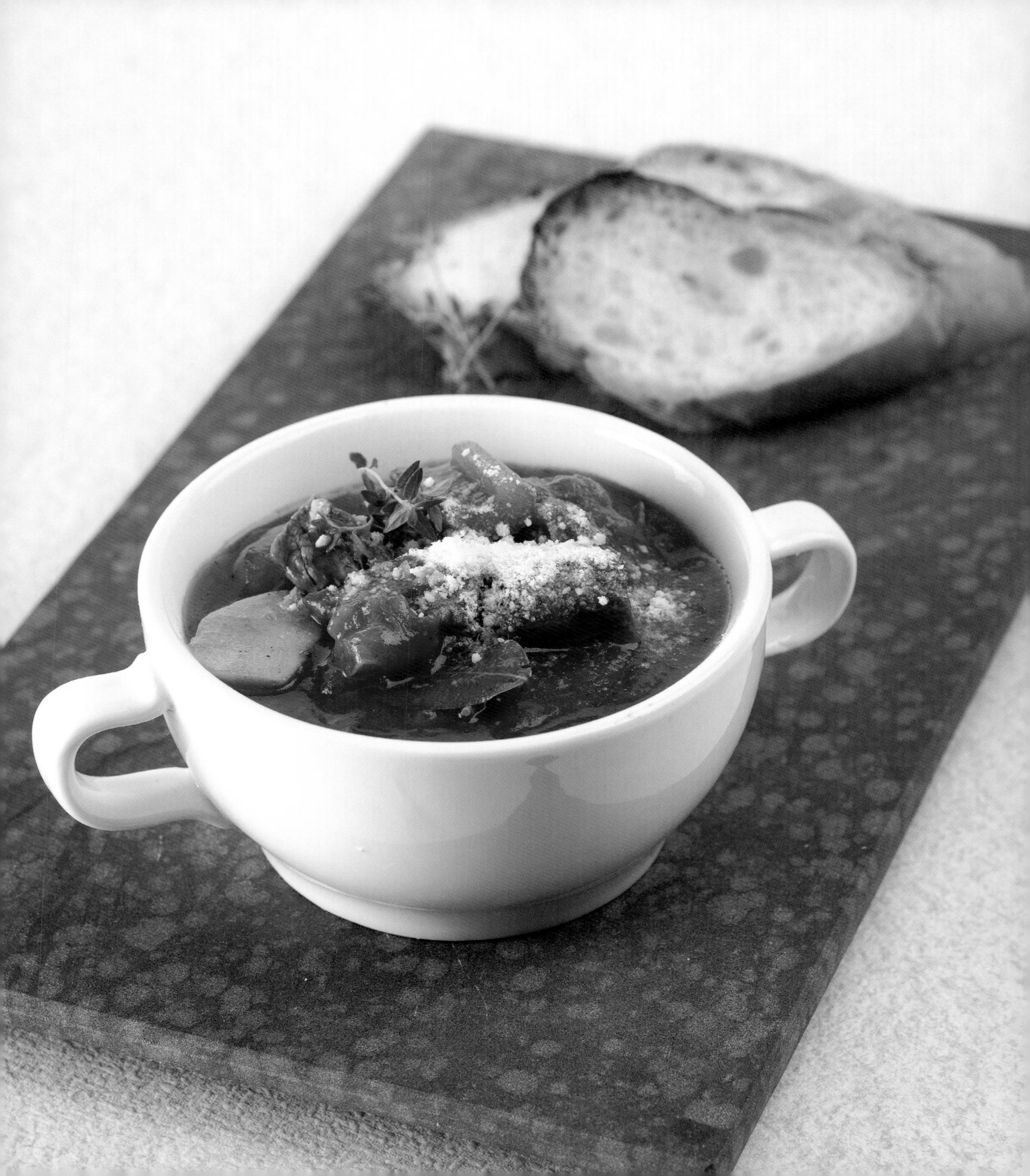

비프스튜

쇠고기에 여러 가지 채소를 넣고 뭉근한 불에서 끓인 스튜로 따뜻하게 먹는다.

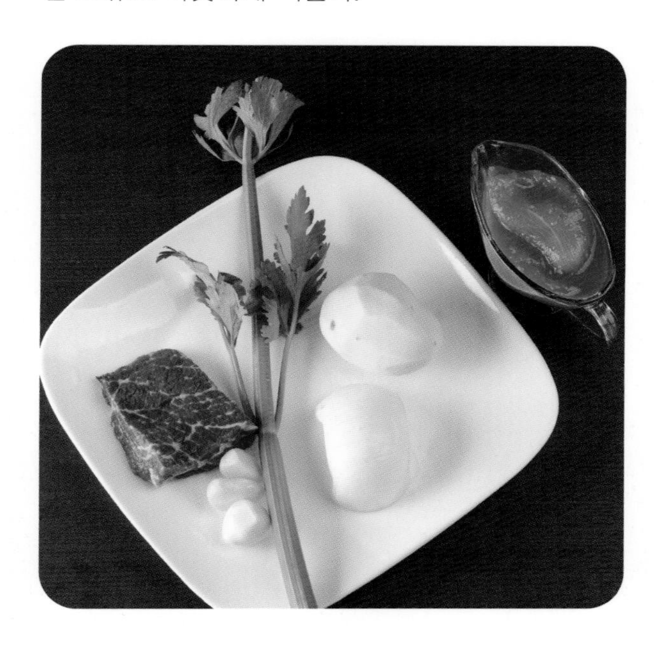

/주재료/
쇠고기 100g
올리브유(식용유) 1큰술

/부재료/
마늘 3쪽
당근 20g
양파 20g
감자 30g
샐러리 20g

/양념/
밀가루 15g
홀토마토(통조림) 100g
(월계수잎, 정향)
소금, 후춧가루 약간
스톡 3컵(닭가슴살 샐러드 채소 Stock 참고) 또는 부케가르니

만/들/기

1. 쇠고기는 2cm로 굵직하게 썬다.
2. 당근, 양파, 감자, 샐러리도 굵직하게 썬다.
3. 두꺼운 냄비에 올리브 오일과 마늘을 넣고 달구어 쇠고기 표면이 갈색이 나도록 볶다가 채소를 넣어 볶는다.
4. 어느 정도 볶아지면 밀가루를 넣고 갈색이 나도록 볶은 후, 홀토마토를 넣고 1~2분 정도 더 볶다가 스톡을 넣고 맛이 어우러지도록 20분 이상 푹 끓인다.
5. 소금, 후춧가루로 맛을 내고 그릇에 담아 파슬리 가루를 뿌려낸다.

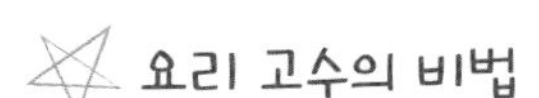

요리 고수의 비법

- 부케가르니(Bouquet Garni) : 타임, 파슬리, 샐러리, 월계수잎 등을 묶어 만든 것. 수프 등에 향기를 더하기 위해 넣는 파슬리 따위의 작은 다발
- 채소를 볶을 때 감자는 되도록 나중에 넣어야 모양이 부서지지 않는다. 스튜가 끓으면서 거품이 생기면 걷어내면서 눋지 않도록 가끔 저어가며 끓인다.
- 홀토마토는 생토마토나 토마토 패스트로 대신하여도 좋다.
- 쓰다 남은 홀토마토는 통조림 그대로 보관하지 말고 냉장용기나 냉동용기에 두어 안전하게 보관한다.

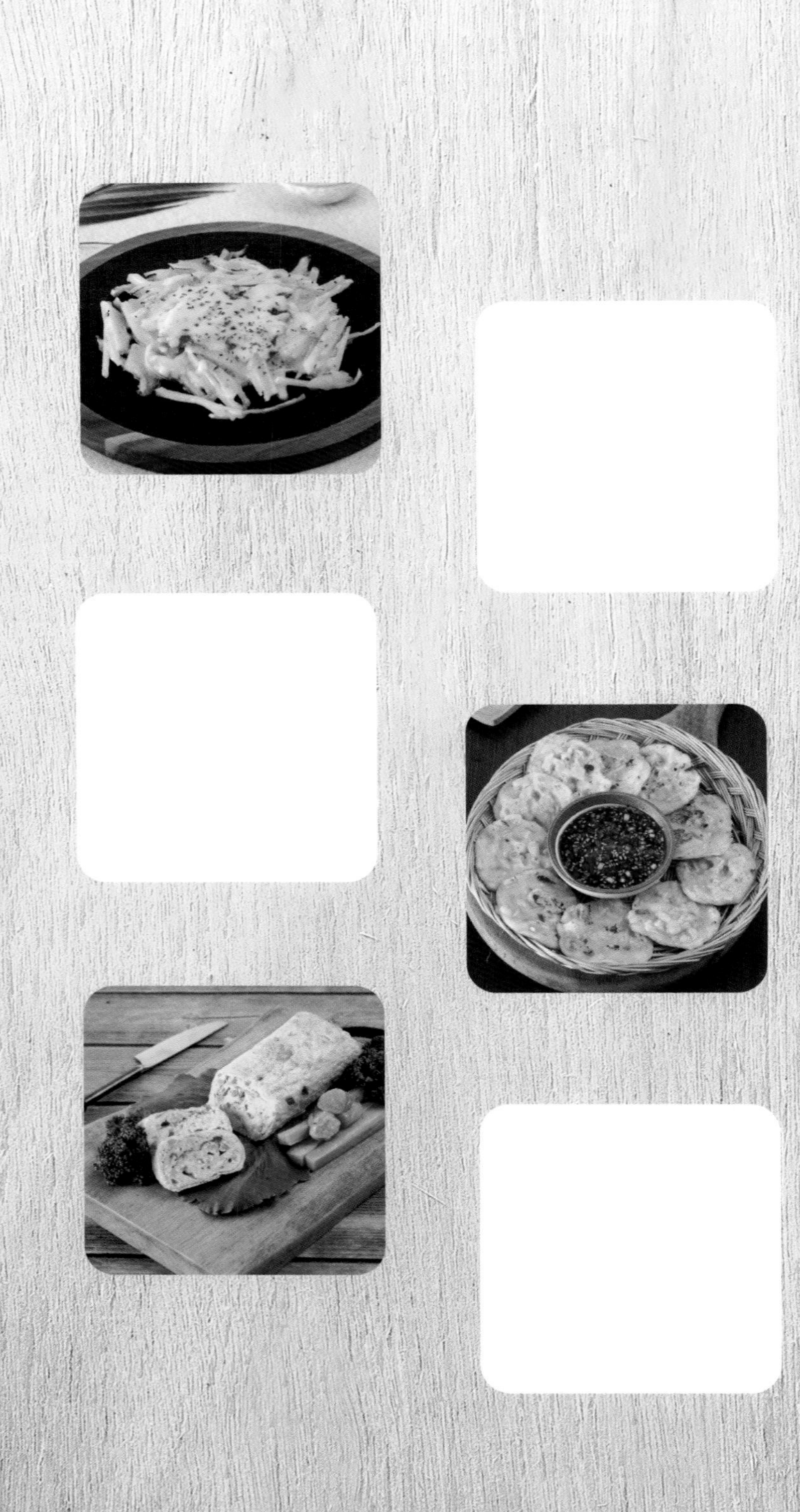

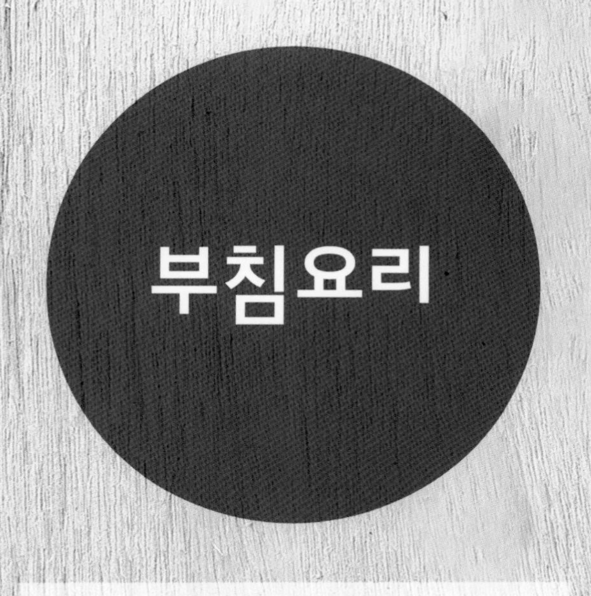
부침요리

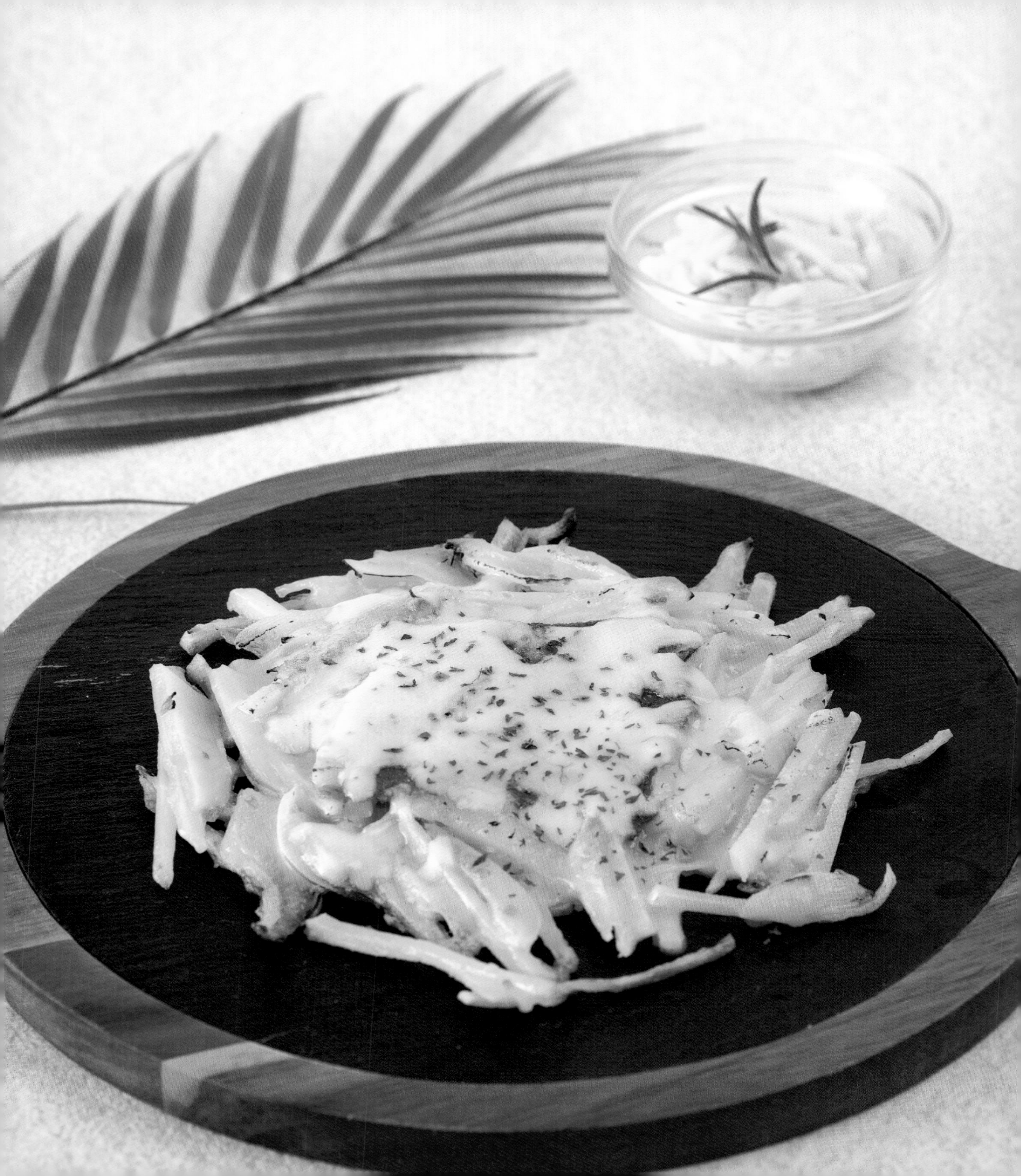

감자채전

감자만 있으면 채로 썰어 즉석에서 부쳐 먹을 수 있는 든든한 한끼 대용 별식

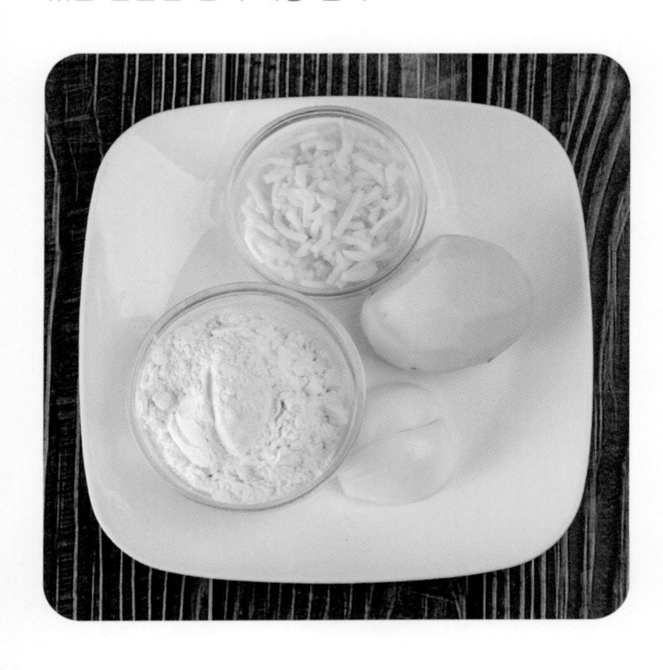

/주재료/
감자 1개

/부재료/
양파 1/4개
모짜렐라 치즈 1/2컵

/양념/
부침가루 1/3컵
물 1/2컵

만/들/기

1. 감자는 채로 곱게 썰어 물에 담가 전분기를 살짝 없애고 물기를 빼둔다.
2. 양파는 곱게 채썬다.
3. 볼에 부침가루와 찬물을 넣어 잘 푼 다음 감자채와 양파를 넣는다.
4. 팬이 달구어지면 식용유를 두르고 감자채 반죽을 넣어 바삭하게 구워낸다.

요리 고수의 비법

- 전을 부칠 때는 팬을 충분히 달구어 처음엔 센불로 하여 바삭한 맛을 낸다.
- 감자채전 대신 감자를 강판에 곱게 갈아 보드라운 전으로 만들어 먹어도 좋다.
- 감자채전 위에 달걀을 얹어 구워내도 좋다.

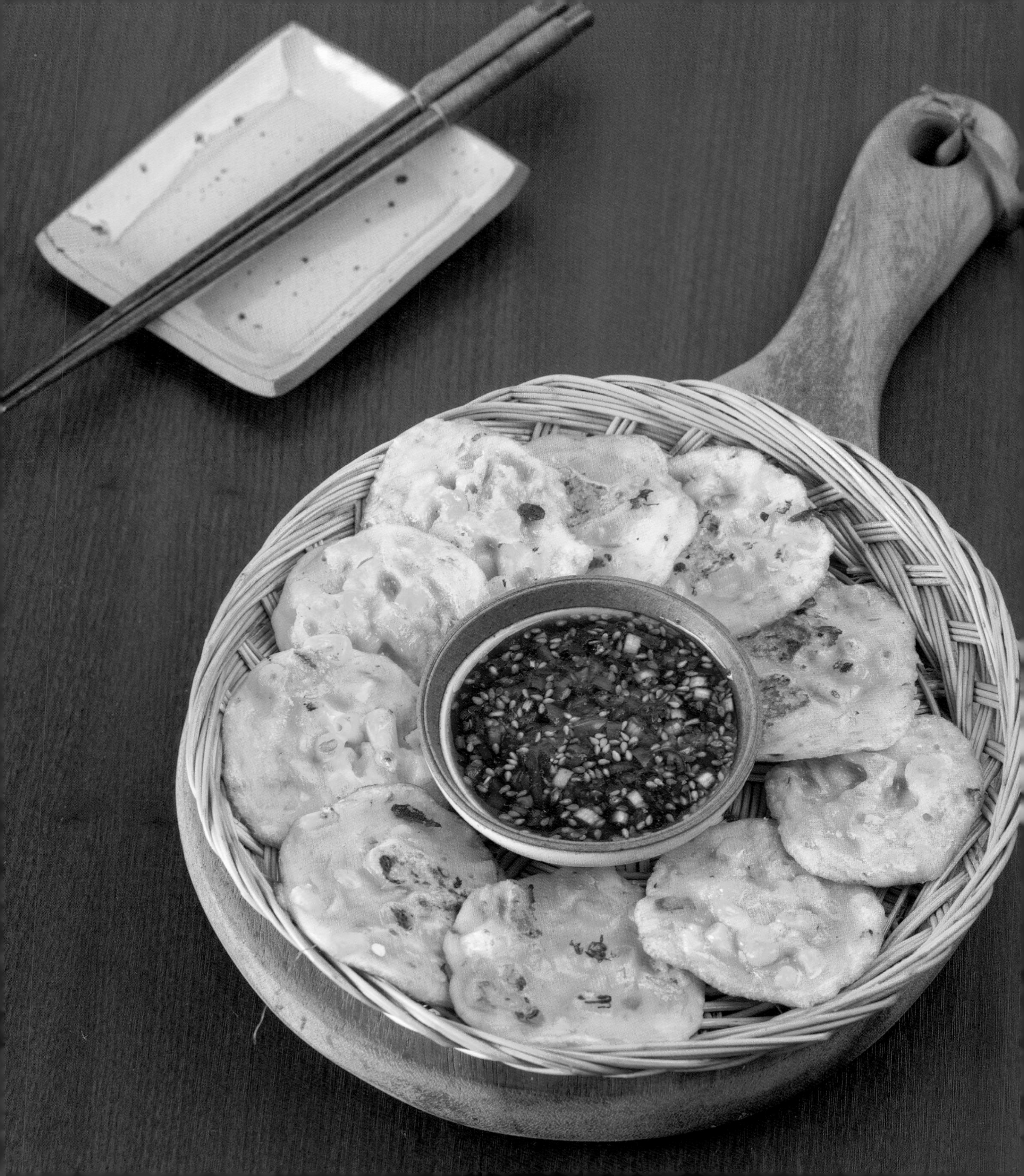

옥수수참치전

톡톡 터지는 식감의 옥수수와 참치통조림을 이용하여 쉽게 만들어 먹을 수 있는 별미

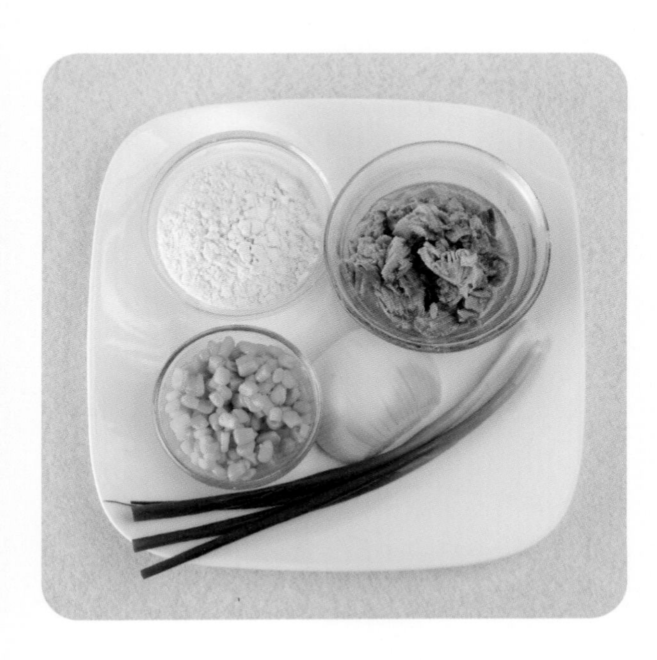

/주재료/
옥수수 통조림 1/2통(150g)

/부재료/
참치 100g
양파 30g
실파 2대

/양념/
튀김가루 1/2컵
물 1/3컵
식용유

만/들/기

1. 참치는 체에 건져 기름기를 빼고, 옥수수캔은 체에 건져 물기를 뺀다.
2. 양파와 당근은 곱게 다지고 실파는 송송썬다.
3. 참치와 옥수수와 채소 다진 것, 튀김가루, 물을 넣어 잘 섞는다.
4. 팬을 달구어 식용유를 넉넉히 두르고 참치 옥수수 반죽을 먹기 좋은 크기로 노릇하게 지져낸다.

요리 고수의 비법

- 물 양이 적게 되면 접착력이 부족하여 잘 떨어지게 되고, 물 양이 많으면 잘 부쳐지기는 하지만 씹는 식감이 덜하다
- 연유나 파마산 치즈가루, 설탕을 뿌려 먹으면 더욱 좋다.

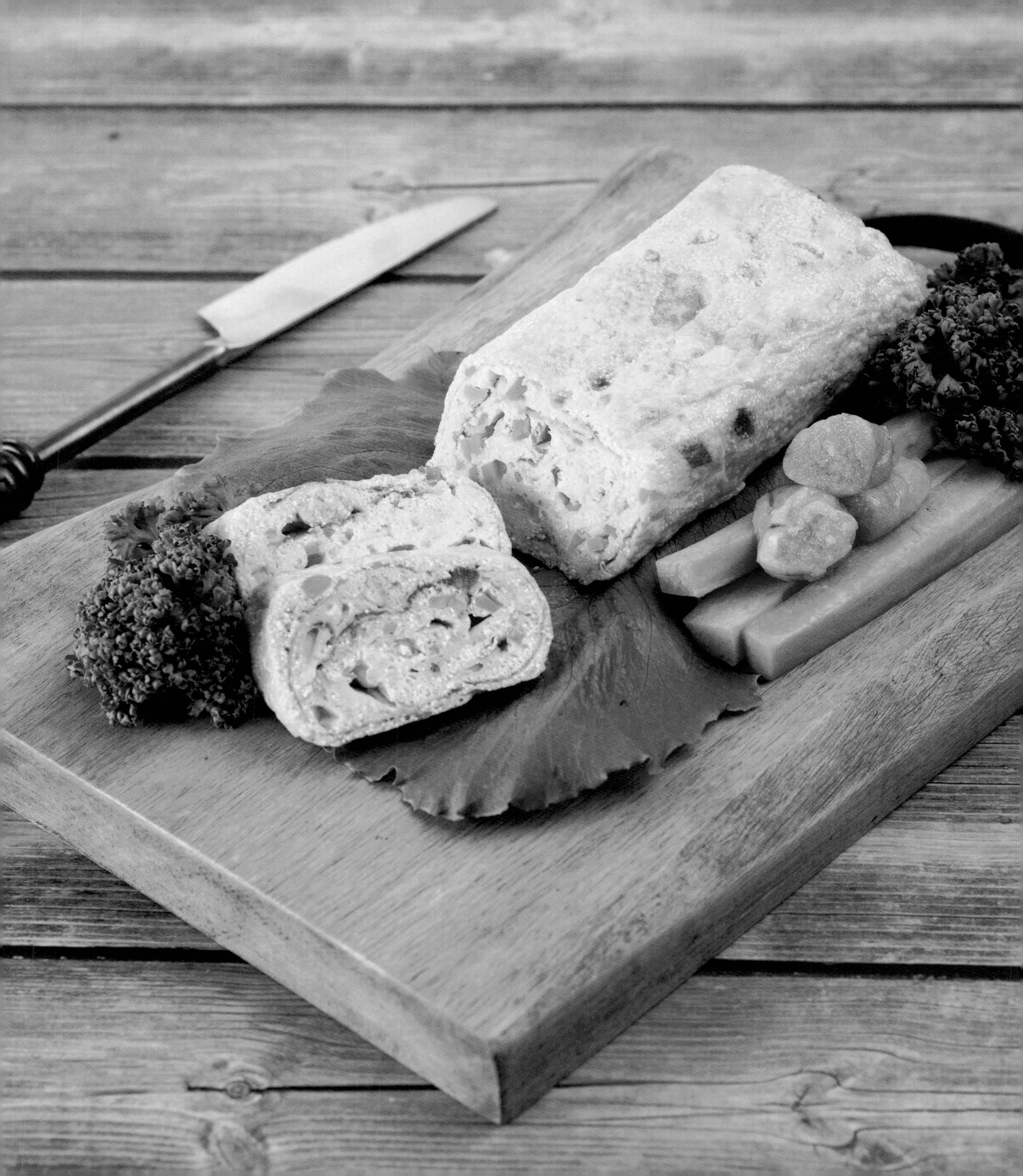

명란달걀말이

달걀 푼 것에 명란을 섞어 팬에 얇게 펴서 익힌 후 둥글게 말아 썰어서 먹는 부드러운 음식

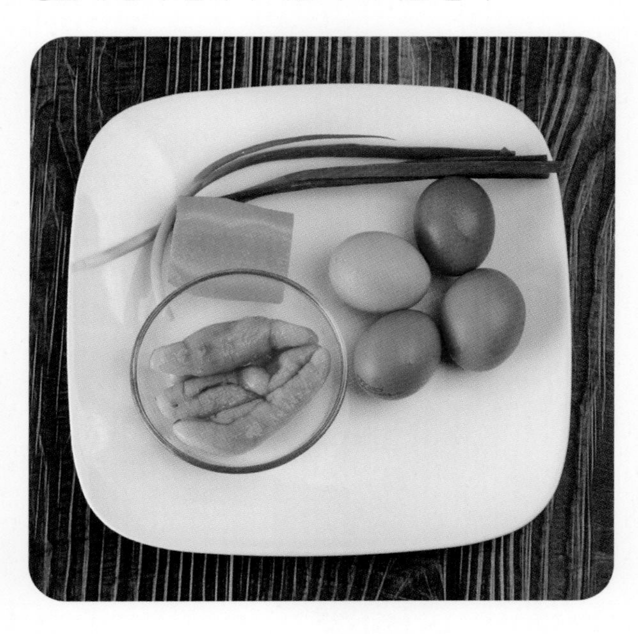

요리 고수의 비법

- 달걀물에 청주를 섞으면 달걀의 비린 맛이 줄어들고 부드럽고 감칠맛이 난다.
- 달걀말이에 김, 김치, 시금치, 당근 등을 넣으면 맛이 다양해진다.
- 김밥말이가 있으면 달걀을 김밥말이로 말아 직사각형이 되도록 눌러 모양을 잡는다.

/주재료/
달걀 4개
명란 50g

/부재료/
실파 2대(20g)
당근 10g

/양념/
청주 1큰술
설탕 약간
식용유

만/들/기

1. 달걀은 넓은 볼에 깨뜨려 담고 젓가락으로 고루 젓는다.
2. 실파는 송송, 당근은 곱게 다진다. 명란은 반을 갈라 알만 꺼낸다(살살 긁어낸다). 달걀을 곱게 푼 뒤 청주, 설탕 약간, 다진 실파와 당근, 명란을 넣고 잘 섞는다.
3. 직사각형 팬을 중약 불로 달구어 식용유를 코팅하여 달걀 반죽을 부어 반쯤 익으면 뒤집개나 젓가락을 이용해 안쪽에서 바깥쪽으로 2cm씩 말기 시작한다.
4. 달걀이 갈색이 되지 않고 부드러워지도록 약한 불을 유지하면서 서서히 말아가며 익힌다.
5. 익힌 달걀말이를 접시에 담아 식혀 먹기 좋은 크기로 썰어 그릇에 담는다.

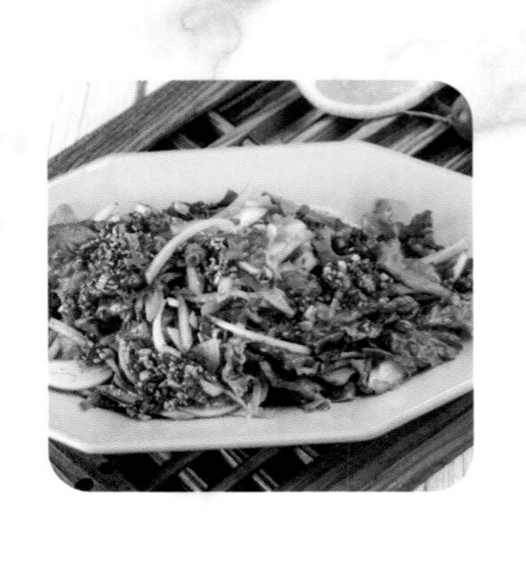

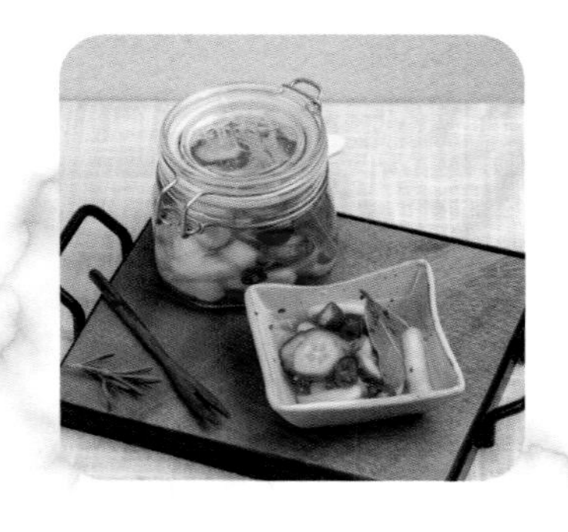

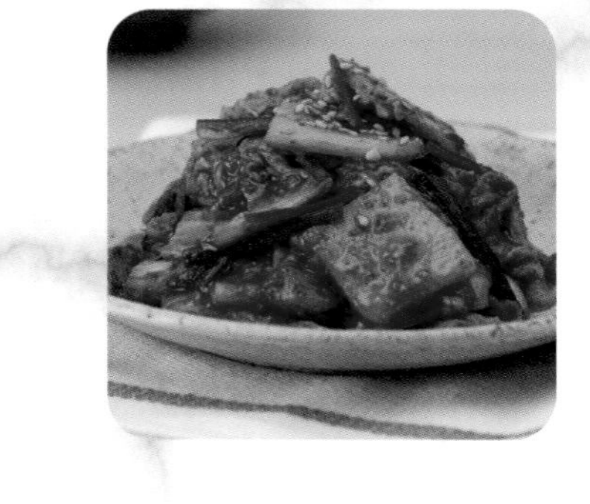

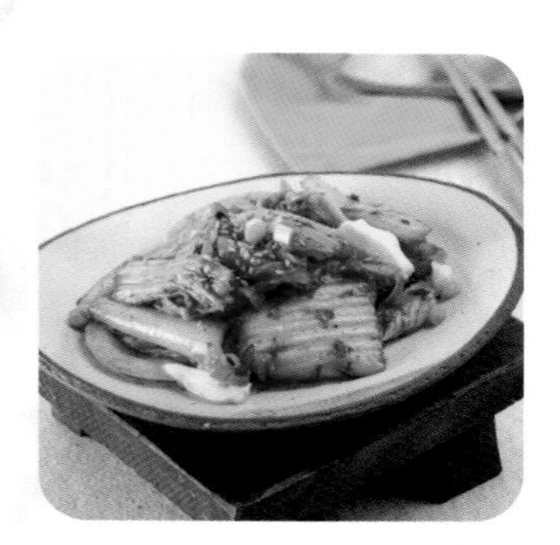

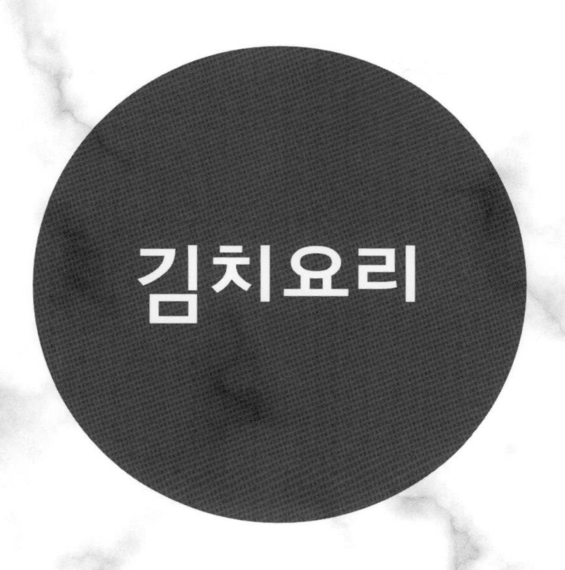

김치요리

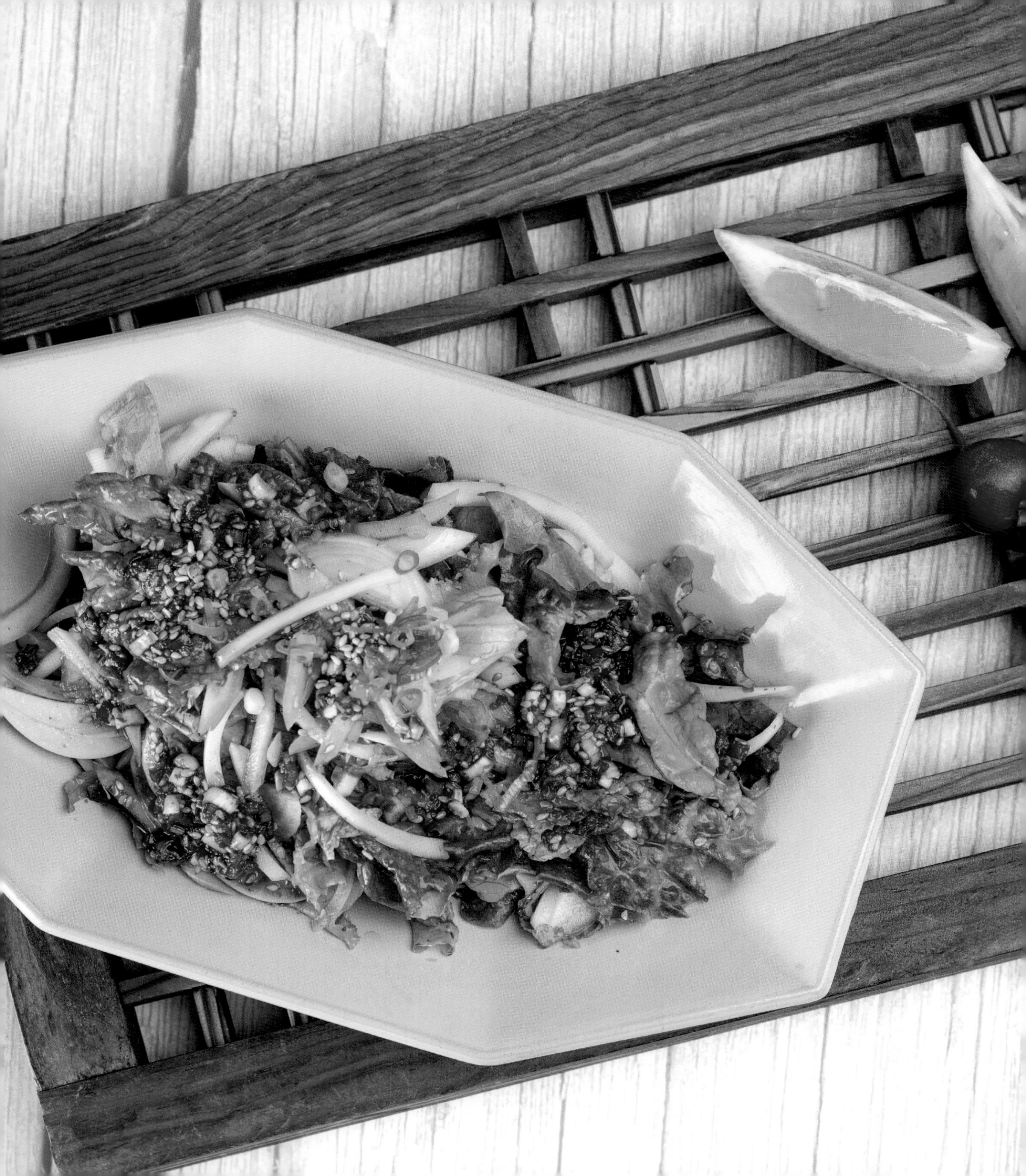

상추겉절이

잎채소인 상추를 한 잎 크기로 찢고 오이와 함께 섞어 초간장으로 살짝 무친 생채 음식으로, 고기 음식과 잘 어울리며, 상추에 깻잎, 양파 등을 섞어서 생채를 만들어도 좋다.

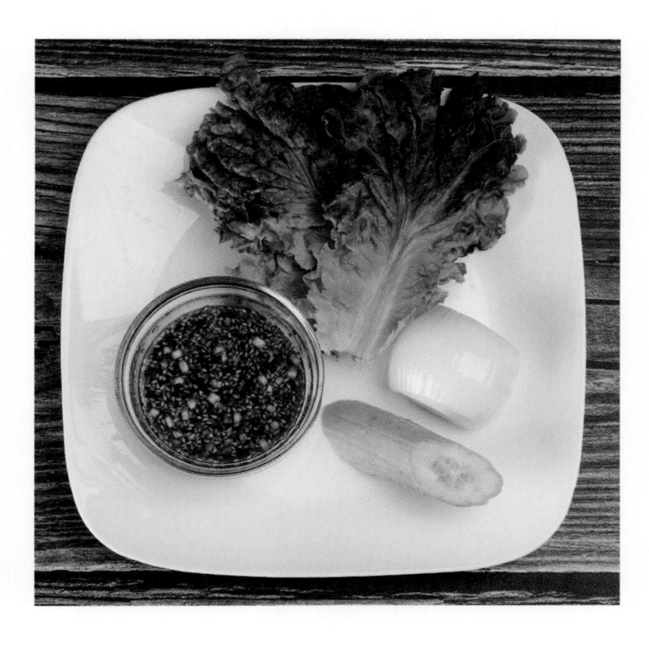

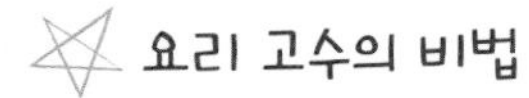

요리 고수의 비법

- 샐러드용으로 미리 다듬어 씻어 나온 샐러드 믹스를 쓰면 편리하다.
- 수삼을 곱게 채썰어 넣어도 좋다.
- 먹기 직전에 초간장을 뿌려 가볍게 섞어내야 채소의 아삭한 식감을 즐길 수 있다.
- 초간장은 다른 샐러드 드레싱에 비해 기름이 적고 칼로리가 낮아 다이어트에 좋다.

/주재료/
상추 5장

/부재료/
오이 1/4개
양파 10g
치커리 10g

/양념/
간장 1큰술
설탕 1/2큰술
식초 1/2큰술
고춧가루 1/2작은술
깨소금 약간
참기름 약간

만/들/기

1. 상추는 흐르는 물에 깨끗이 씻어 물기를 털고 손으로 한 입 크기로 뜯어 놓는다.
2. 오이는 반을 갈라서 얇고 어슷하게 썬다.
3. 양파는 곱게 채썰어 물에 담궈 매운맛을 없앤다.
4. 치커리는 흐르는 물에 깨끗이 씻어 물기를 털고 줄기를 떼어내어 5cm 길이로 뜯는다.
5. 간장에 나머지 양념 재료를 모두 섞어 초간장을 만든다.
6. 접시에 준비한 상추, 오이, 치커리, 양파를 섞어 담는다.
7. 먹기 직전에 초간장을 뿌려 가볍게 섞어 낸다.

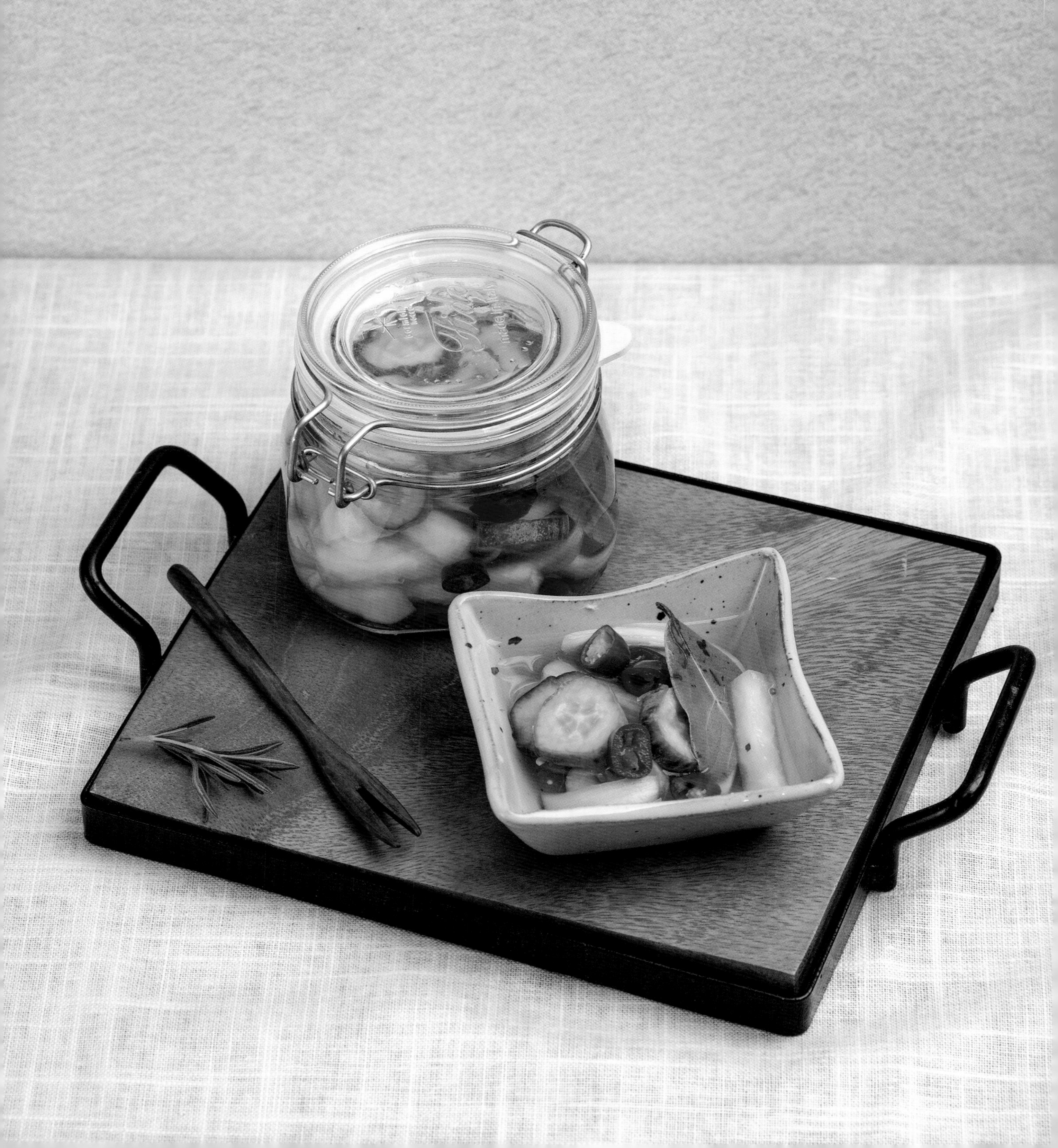

모듬피클

채소를 이용하여 만든 입맛 돋우는 서양식 장아찌

요리 고수의 비법

- 피클 국물이 뜨거울 때 준비한 채소에 부으면 아삭한 맛을 느낄 수 있다.
- 피망, 당근, 버섯 등의 다른 재료도 응용할 수 있다.

/주재료/
무 250g(절임용 :소금약간)

/부재료/
오이 1개
양파 1/2개
(절임용 소금 약간)
청양고추 2개
홍고추 1개

/양념/
월계수잎 2장
물 2컵
식초 1컵
설탕 1컵
피클링 스파이스 1큰술
소금 1큰술

만/들/기

1. 무는 폭 1cm, 길이 4cm의 직사각형 막대형으로 썰어 소금에 살짝 절인다.
2. 양파는 1cm 폭으로 굵게 채썰어 소금에 살짝 절인다.
3. 오이는 0.5cm 두께로 썰어 소금에 살짝 절인다.
4. 고추는 1cm 폭으로 썰어 씨를 털어 낸다.
5. 유리 보관 용기에 무와 양파, 오이 절인 것의 물기를 없애어 담고, 썰어 놓은 고추도 함께 담는다.
6. 피클 국물 재료를 합하여 팔팔 끓여 바로 유리 용기에 부어 밀폐하여 보관한다. 한 김 나가면 바로 꺼내어 먹을 수 있다.

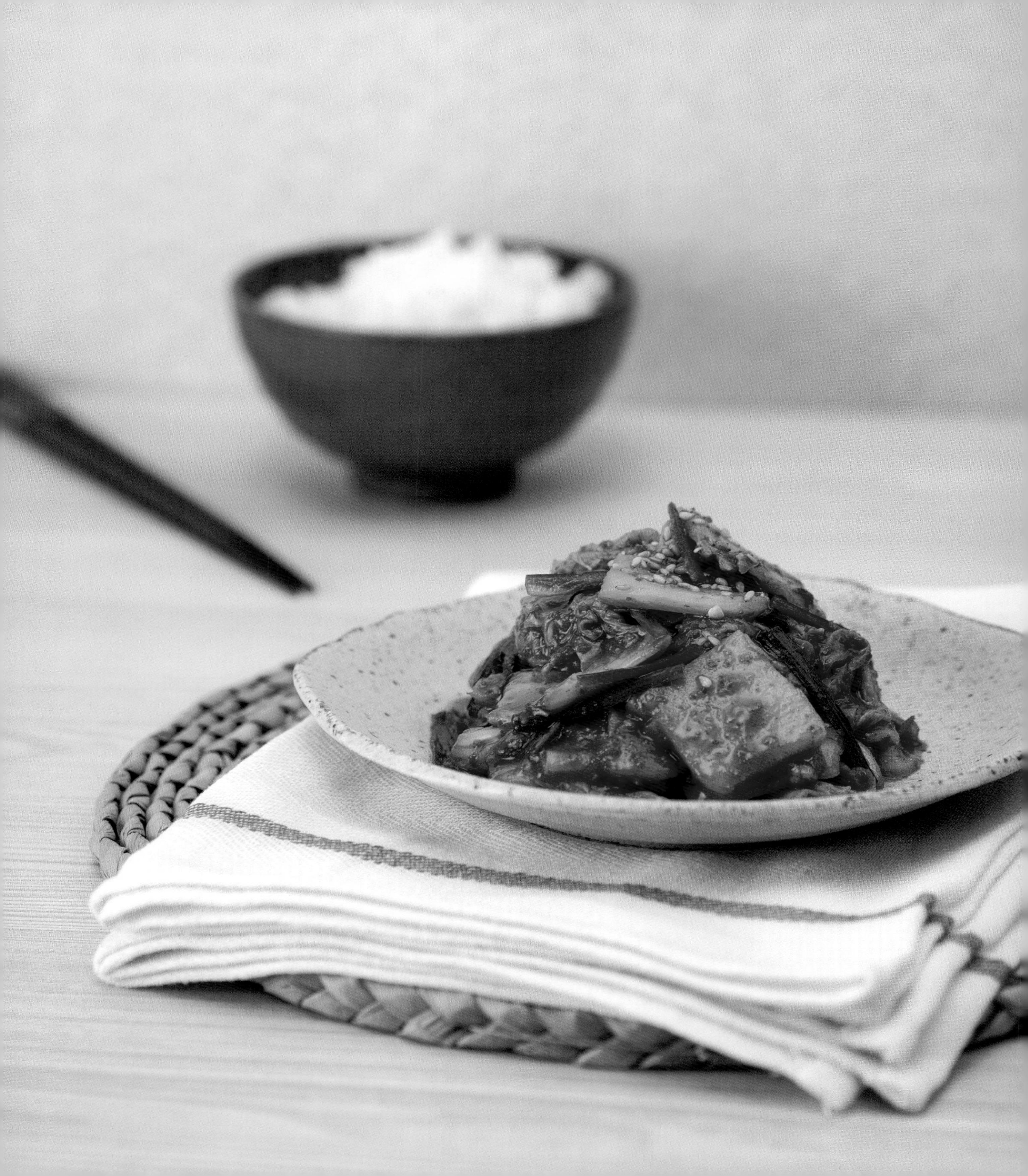

맛김치

무와 배추를 살짝 절여 양념을 넣고 쉽게 버무려 익혀 먹는 김치

 요리 고수의 비법

- 맛김치는 석박지라고도 불리고, 오래 두고 먹는 김치라기보다는 그때그때 담가 먹는 김치라고 할 수 있다.
- 김치통에 꾹꾹 눌러 담아 상온(20℃)에 하루에서 이틀 정도 둔다. 익은 냄새가 나면 냉장고에 보관하며 먹는다.
- 양배추로 김치를 담궈도 좋다.

/주재료/
배추 1/2 포기(1kg)
무 1/4개(500g)

/부재료/
실파 3대

/절임 소금과 물의 양/
배추절임 : 천일염 2큰술, 물 2컵
무절임 : 천일염 1큰술, 물 1컵

/양념/
고춧가루 1/2컵
다진 마늘 1큰술
다진 생강 1작은술
새우젓 1큰술
설탕 2큰술
소금 1큰술
물 1컵

만/들/기

1. 배추는 2.5cm 폭으로 썰고, 무는 2.5×2.5×0.3cm 크기로 썰어 소금물에 30분 정도 절인다(중간에 위아래 섞어가며 절인다).
2. 여러 번 깨끗이 씻은 뒤 채반에 받쳐 물기를 뺀다.
3. 실파는 씻어 4cm 길이로 썬다.
4. 큰 볼에 절인 배추와 무를 담고 고춧가루로 붉은색을 들인 후 썰어둔 실파를 넣고 나머지 김치 양념을 모두 넣는다. 부족한 간은 소금으로 맞춘다.
5. 김치통에 꾹꾹 눌러 담아 잘 익혀 먹는다.

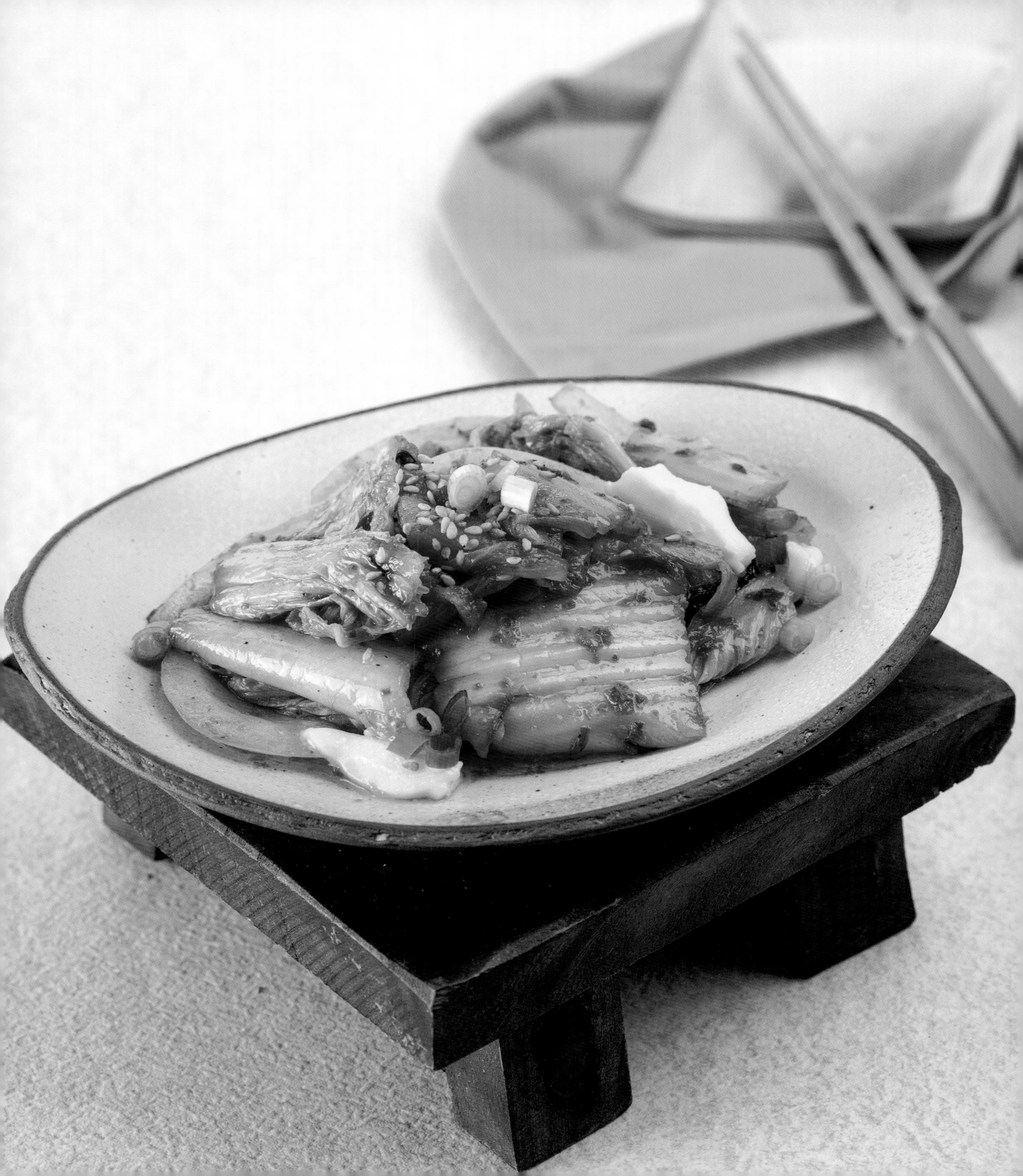

볶음김치

익은 김치로 쉽고 간단하게 볶아 먹을 수 있고 활용도 좋은 누구나 좋아하는 밑반찬

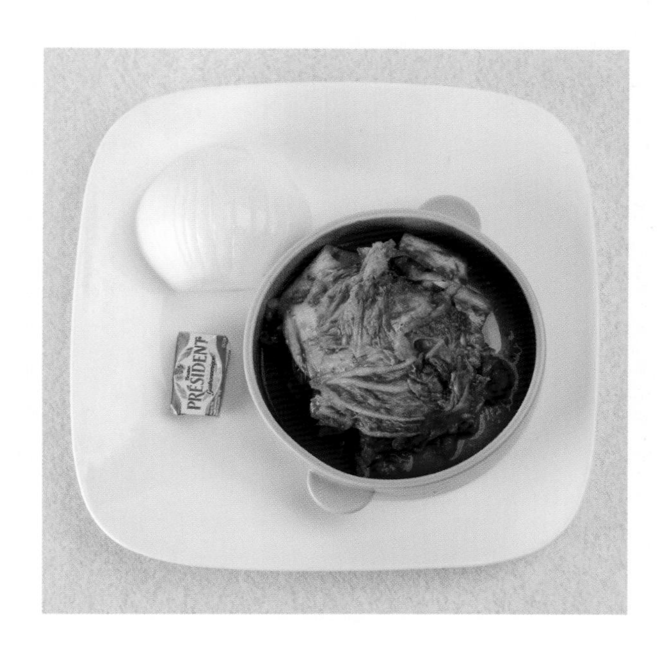

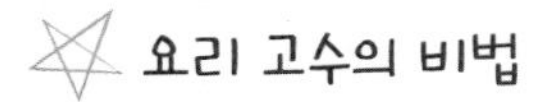

요리 고수의 비법

볶음김치를 넉넉히 해두어 냉장고에 보관하여 라면, 주먹밥, 도시락반찬, 볶음밥, 김밥, 두부김치 등으로 쉽게 응용해도 좋다.

/주재료/

배추김치 1/2포기

/부재료/

양파 1/2개
대파 1/2대

/양념/

식용유
버터 1큰술
설탕 1큰술
고춧가루 1큰술
참기름 1큰술
깨

만/들/기

1. 양파는 채썰고, 대파는 송송썬다.
2. 김치는 먹기 좋은 크기로 잘라 둔다.
3. 달구어진 팬에 식용유를 두르고 대파를 넣어 향이 나게 볶다가 김치와 고춧가루를 넣고 볶는다.
4. 어느 정도 볶아졌으면 양파와 버터, 설탕을 넣어 잘 어우러지면 참기름과 깨로 마무리한다.

요리하는 CEO
박미란 한식대가의 사업 및 방송 활동

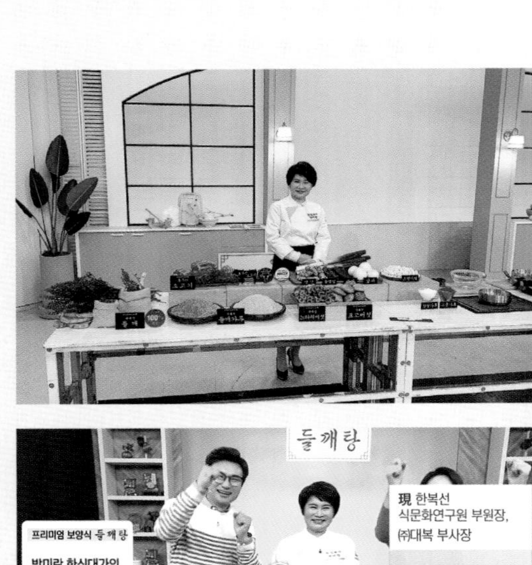

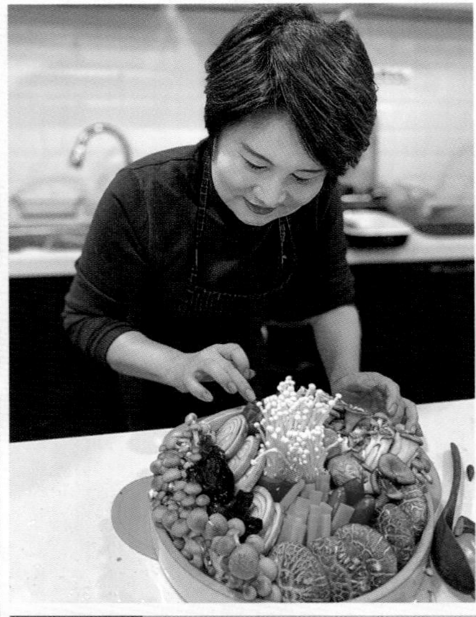

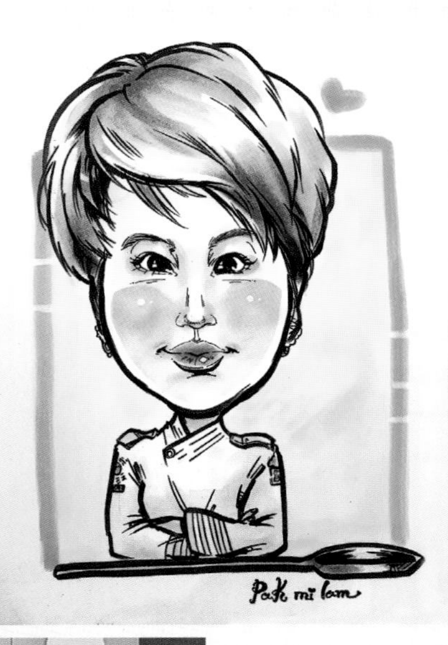

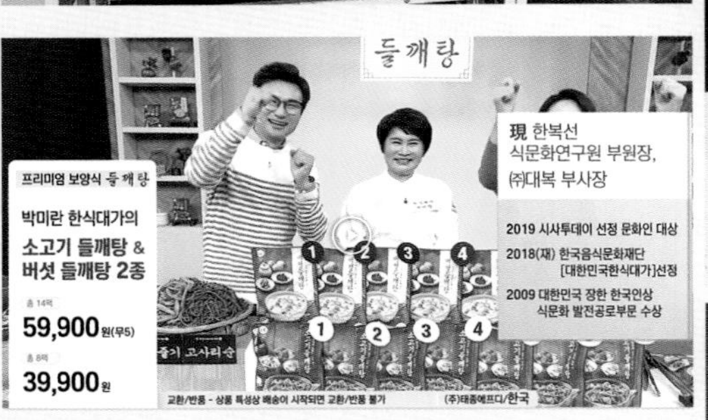

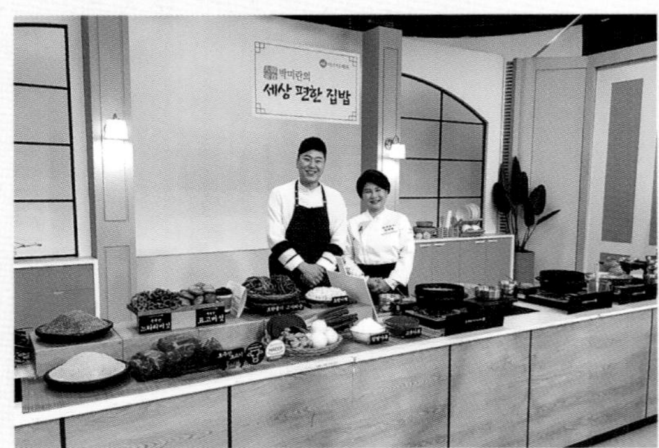

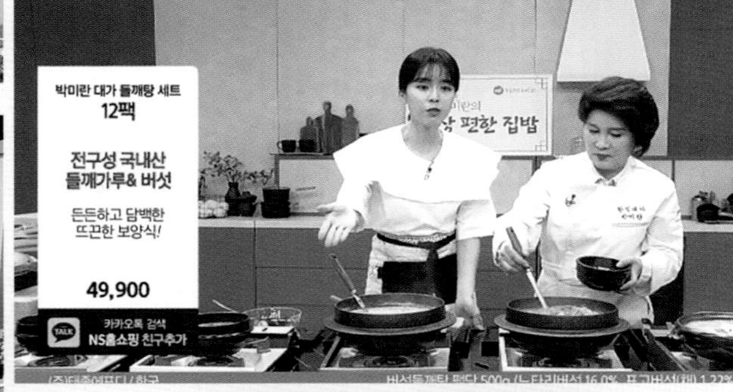

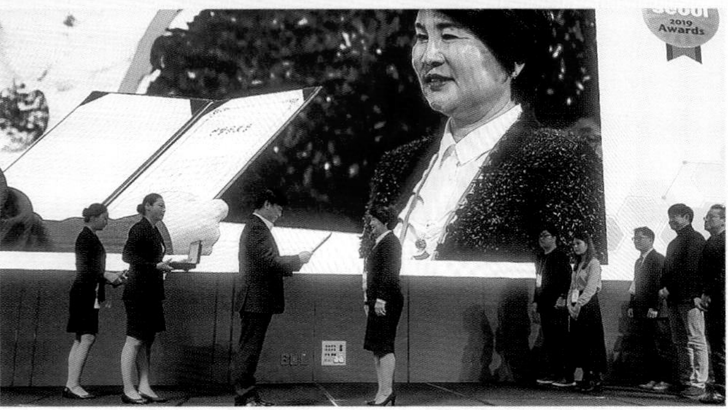

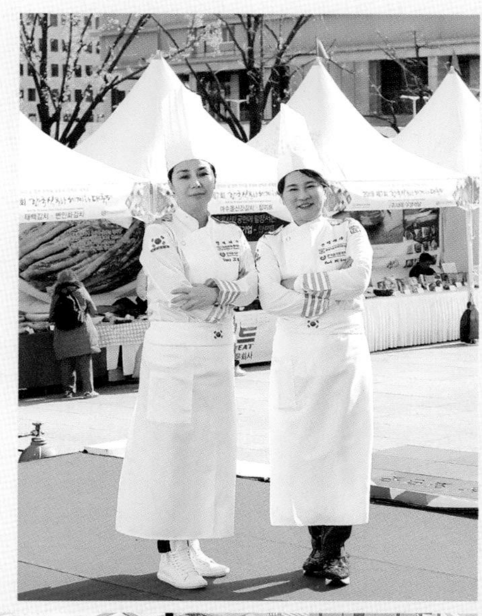

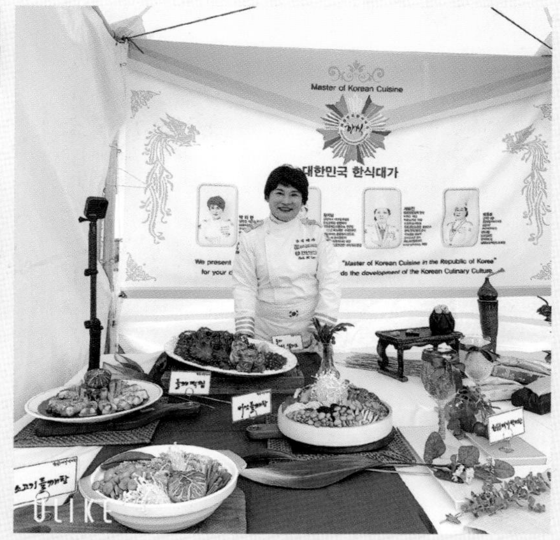
Master of Korean Cuisine
대한민국 한식대가

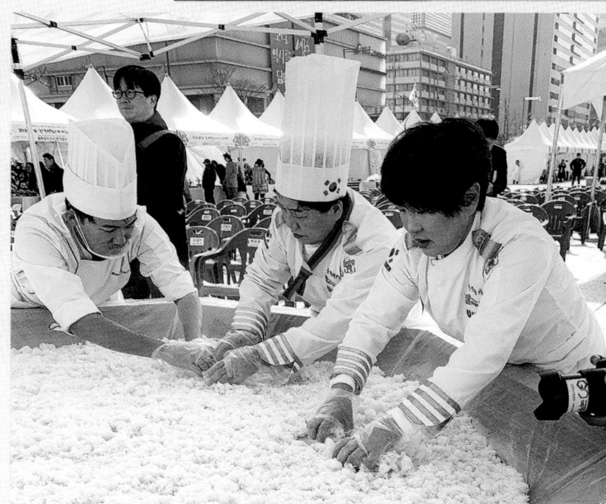

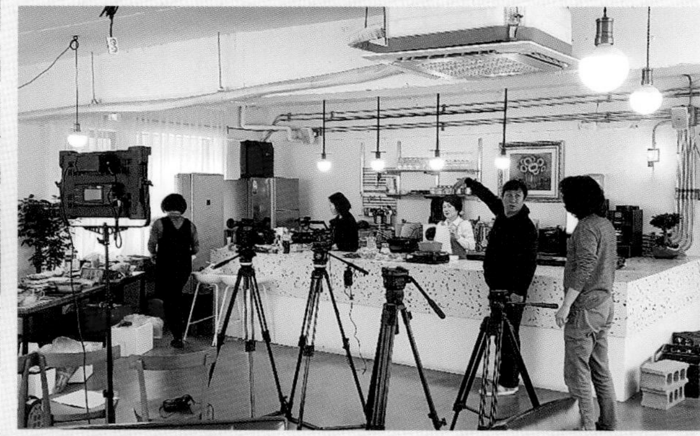

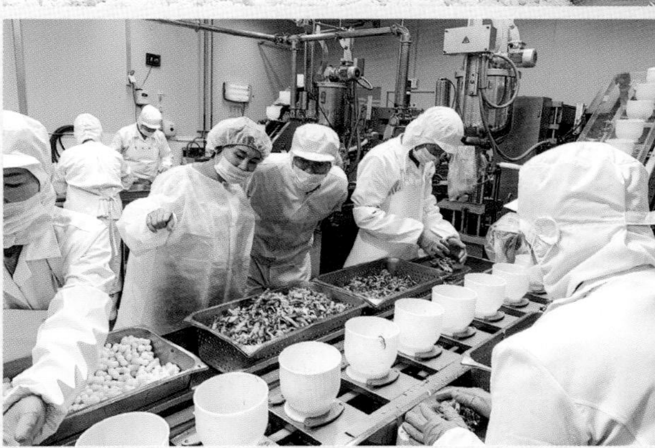

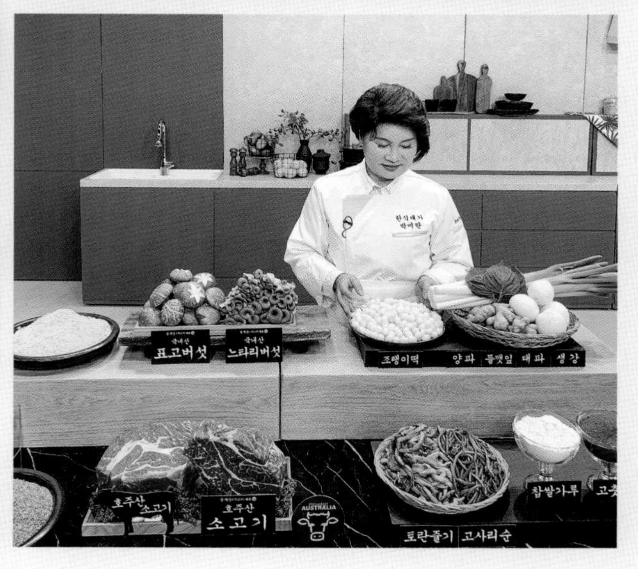
국내산
표고버섯
국내산
느타리버섯
조랭이떡
양파
들깻잎
대파
생강
호주산 소고기
호주산
소고기
AUSTRALIA
토란줄기
고사리순
찹쌀가루

❚ Food

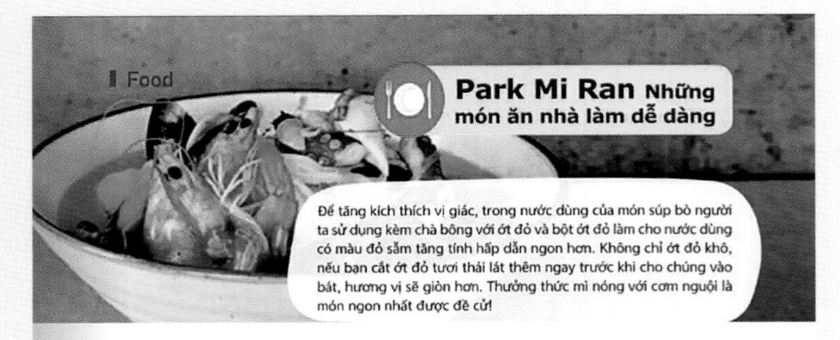

Park Mi Ran Những món ăn nhà làm dễ dàng

Để tăng kích thích vị giác, trong nước dùng của món súp bò người ta sử dụng kèm chà bông với ớt đỏ và bột ớt đỏ làm cho nước dùng có màu đỏ sẫm tăng tính hấp dẫn ngon hơn. Không chỉ ớt đỏ khô, nếu bạn cắt ớt đỏ tươi thái lát thêm ngay trước khi cho chúng vào bát, hương vị sẽ giòn hơn. Thưởng thức mì nóng với cơm nguội là món ngon nhất được đề cử!

Mì chà bông

Nguyên liệu chính
Mì udon 300g
Thịt Heo 150g
Tôm sống ½ bát
Thịt con sò trai ½ bát
Mực nước 1con
Thịt heo tẩm ướp: 1 muỗng cốt rượu, ½ muỗng canh nước tương

Nguyên liệu phụ
Củ hành 1củ
Củ cải đỏ 30g
Mộc nhĩ ngâm nở ½bát

Nguyên liệu nước dùng
Nước súp bò 8 bát
Một chút Muối vừa ăn

Nguyên liệu gia vị
Ớt khô 1phần
Hành paro 1cây
Gừng tươi vừa đủ dùng
Nước tương nấu canh 2 muỗng lớn
Rượu cốt 2 muỗng lớn
Dầu ăn 4 muỗng lớn

Chuẩn bị

1. Cắt thịt heo thành lát tầm 4cm sau đó tẩm ướp với rượu cốt và nước tương nấu canh lượng vừa đủ.
2. Tẩm ướp tôm và con sò trai với chút muối sau đó trộn đều và vắt ráo nước. Mực loại bỏ ruột làm sạch và cắt miếng nhỏ rồi trộn vào cùng
3. Củ hành cắt làm đôi, củ cải đỏ cũng vậy cắt thành miếng vừa dùng. Cải be trắng làm sạch cắt thành từng miếng nhỏ vừa đủ.
4. Mộc nhĩ cắt loại bỏ các tạp chất ở đuôi, rửa và xé chúng thành từng mảnh.
5. Băm nhuyễn tỏi và cắt gừng thành sợi nhỏ rồi băm nhuyễn cùng kích thước với tỏi. Ớt đỏ cắt thành miếng nhỏ.
6. Luộc mì udon trong nước sôi, vớt ra rửa sạch với nước lạnh và để ráo nước.
7. Làm nóng chảo nóng, cho dầu ăn vào, thêm hạt tiêu khô, gừng, hành lá và xào. Sau đó tới thịt, tiếp theo lần lượt thêm hành paro, cà rốt và mộc nhĩ rồi xào cho đến khi nó chính, sau đó đổ nước tương và rươu vào chảo.
8. Khuấy đều, đổ nước súp bò vào rồi đun sôi tiếp, thêm thịt tôm, sò, mực vào và khi nó sôi thì nêm muối và thêm tí hạt tiêu.
9. Cho mì udon đã chuẩn bị vào một cái tô và cho vào nước dùng vào, rồi cho thịt, hải sản..vào cùng trang trí đẹp mắt rồi thưởng thức.

Bí kíp nấu nướng

Nếu bạn muốn một hương vị cay mà không có bột ớt đỏ, bạn có thể chiên ớt khô trong dầu và trộn chúng với hạt tiêu Thái hoặc ớt Peperoncino.
Nếu bạn sử dụng dầu ăn nước súp sẽ trong hơn và nếu bạn sử dụng gia vị Layu, nó sẽ có vị sâu sắc hơn nhiều. Xào đều tỏi, gừng, hành lá, rau thơm... trong dầu. Nếu bạn xào ở nhiệt độ cao thì thêm nước dùng súp bò vào sẽ làm cho hương vị phong phú hơn. Thêm cải chip thay thế cải thảo vào nước dùng sẽ tăng vị ngọt nước thích hợp hơn. Hải sản nấu sôi trong một thời gian dài sẽ tốt hơn là cho chúng vào nấu sau.

76 Lifeplaza HANOI

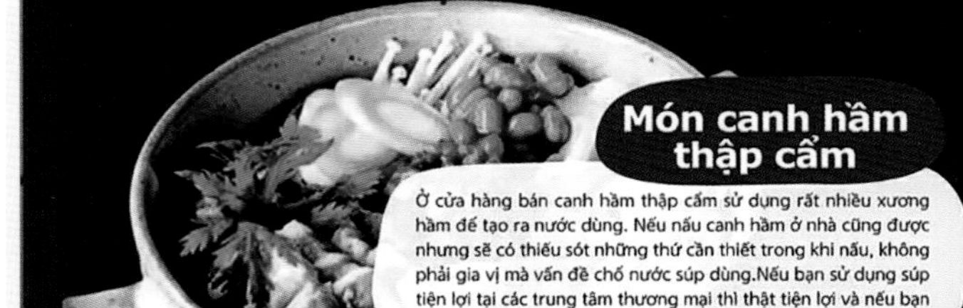

Món canh hầm thập cẩm

Ở cửa hàng bán canh hầm thập cẩm sử dụng rất nhiều xương hầm để tạo ra nước dùng. Nếu nấu canh hầm ở nhà cũng được nhưng sẽ có thiếu sót những thứ cần thiết trong khi nấu, không phải gia vị mà vấn đề chố nước súp dùng.Nếu bạn sử dụng súp tiện lợi tại các trung tâm thương mại thì thật tiện lợi và nếu bạn muốn ăn nhạt bạn có thể trộn nước súp bò với nước lạnh.

Nguyên liệu chính
Thịt heo (ba chỉ) 150g,
Kimchi 100g
Xúc xích 200g
Hem(giăm bông) 200g,
Đậu hầm ½ bát

Nguyên liệu phụ
Đậu hũ 150g
Hành paro 60g
Củ hành 1củ
cà rốt 60g
Nấm kim chi 1bịch,
Spaghetti 100g

Nguyên liệu nước súp
Nước súp bò (canh hầm bò) nước dùng 6 bát, Muối vừa đủ dùng

Nguyên liệu gia vị
Bột ớt 2muỗng lớn
Nước tương nêm canh 1muỗng lớn
nước tương ớt 1 muỗng lớn
Rượu cốt 1muỗng lớn
Đường 1muỗng lớn
Tỏi băm 1muỗng lớn
Gừng băm 1muỗng nhỏ
Bột tiêu vừa đủ
Nước lã 1 muỗng canh

Chuẩn bị

1. Trộn tất cả nguyên liệu trước để làm gia vị nêm. Làm trước rồi cho vào tủ lạnh để bảo quản dùng mỗi khi cần thì sẽ tốt hơn.
2. Thịt heo cắt miếng tầm 3cm và trộn trước với 1 muỗng lớn gia vị nêm.
3. Xúc xích và giăm bông trong một cái rây lọc bằng nước nóng hoặc hơi sôi để loại bỏ dầu mỡ, sau đó cắt xúc xích theo đường chéo dày 2.5 cm và cắt giăm bông thành 4 × 3 × 1 cm.
4. Cắt củ hành và hành lá thành mảnh tầm 4cm. Cắt cà rốt thành miếng 4 × 2 × 0,3cm.
5. Cắt kim chi thành miếng đủ dùng và nấm thì cắt bỏ đuôi. Mì spaghetti được chuẩn bị bằng cách đun sôi.
6. Hầm thịt lợn, xúc xích, rau, đậu hầm hầm trong nồi nước dùng. Sau đó cho thêm gia vị vào.
7. Đun sôi nước dùng trên lửa lớn. Khi nó sôi đều thì cho mì spaghetti vào để ăn.

Bí kíp nấu nướng

Thật tuyệt khi bạn chuẩn bị các gia vị trước và dễ dàng bằng cách nêm thịt lợn với gia vị mà bạn đã làm trước đó. Bạn nên sử dụng kim chi chín vừa phải, nhưng nếu bạn nấu nó với bột ớt đỏ và đường bạn có thể ăn nó một cách dễ dàng mà không cần phải nấu lại kỹ trong một thời gian dài. Nhiều người khi ăn mì nhưng họ thích dùng nhiều nước súp hơn nên dễ dẫn đến việc thiếu nước súp. Và như vậy bạn cũng có thể đổ thêm nước dùng vào nhưng mà mì paghetti luộc riêng rồi cho vào chung như vậy sẽ ngon hơn.
Bạn càng cho nhiều loại xúc xích vào thì hương vị sẽ càng ngon hơn và đừng quên cho Đậu hầm vào, vì nó là thứ gia vị cần thiết nhất để tạo vị ngọt của món canh hầm thập cẩm.

HANOI Lifeplaza 77

베트남의 교민잡지 《LIFE PLAZA》에 소개된
박미란 한식대가의 레시피